U0052908

生死學叢書

傅偉勳 主編

揮別癌症的夢魘

羽生富士夫 著／何月華 譯

東大圖書公司

國家圖書館出版品預行編目資料

揮別癌症的夢魘／羽生富士夫著；何月華譯. --初版. --臺北市：東大發行：三民總經銷，民85

面；　公分. --(生死學叢書)

ISBN 957-19-2000-2（平裝）

1.癌

415.271　　　85006018

網際網路位址　http://Sanmin.com.tw

© 揮別癌症的夢魘

著作人　羽生富士夫

譯　者　何月華

發行人　劉仲文

著作財產權人　東大圖書股份有限公司

發行所　東大圖書股份有限公司

地　址／臺北市復興北路三八六號

郵　撥／○一○七一七五─○號

印刷所　東大圖書股份有限公司

總經銷　三民書局股份有限公司

門市部　復北店／臺北市復興北路三八六號

重南店／臺北市重慶南路一段六十一號

初　版　中華民國八十五年七月

編　號　E 41008

基本定價　貳元陸角

行政院新聞局登記證局版臺業字第○一九七號

ISBN 957-19-2000-2（平裝）

「生死學叢書」總序

兩年多前我根據剛患淋巴腺癌而險過生死大關的親身體驗，以及在敝校（美國費城州立天普大學宗教學系所講授死亡教育(death education)課程的十年教學經驗，出版了《死亡的尊嚴與生命的尊嚴——從臨終精神醫學到現代生死學》一書，經由老友楊國樞教授等名流學者的強力推介，與臺北各大報章雜誌的大事報導，無形中成為推動我國死亡學(thanatology)或生死學(life-and-death studies)探索暨死亡教育運動的催化「經典之作」（引報章語），榮獲《聯合報》「讀書人」該年度非文學類最佳書獎，而我自己也獲得「死亡學大師」（《中國時報》），「生死學大師」（《金石堂月報》）之類的奇妙頭銜，令我受寵若驚。

拙著所引起的讀者興趣與社會關注，似乎象徵著，我國已從高度的經濟發展與物質生活的片面提高，轉進開創（超世俗的）精神文化的準備階段，而國人似乎也開始悟覺到，涉及死亡問題或生死問題的高度精神性甚至宗教性探索的重大生命意義。這未嘗不是令人感到可喜可賀的社會文化嶄新趨勢。

配合此一趨勢，由具有基督教背景的馬偕醫院以及安寧照顧基金會所帶頭的安寧照顧運動，有了較有規模的進一步發展，而具有佛教背景的慈濟醫院與國泰醫院也隨後開始鼓動臨終關懷的重視關注。我自己也前後應邀，在馬偕醫院、雙蓮教會、慈濟醫院、國泰集團籌備的臨終關懷基金會第一屆募款大會、臺大醫學院、成功大學醫學院等處，環繞著醫療體制暨醫學教育改革課題，作了多次專題主講，特別強調於此世紀之交，轉化救治(cure)本位的傳統醫療觀為關懷照顧(care)本位的新時代醫療觀的迫切性。

在高等學府方面，國樞兄與余德慧教授（《張老師月刊》總編輯）也在臺大響應我對生死學探索與死亡教育的提倡，首度合開一門生死學課程。據報紙所載，選課學生極其踴躍，居然爆滿，出乎我們意料之外，與我五年前在成大文學院講堂專講死亡問題時，十分鐘內三分之一左右的聽眾中途離席的情景相比，令我感受良深。臺大生死學開課成功的盛況，也觸發了成功大學等校開設此一課程的機緣，相信在不久的將來，會與宗教（學）教育、通識教育等等，共同形成在人文社會科學課程與研究不可或缺的熱門學科。

我個人的生死學探索已跳過上述拙著較有個體死亡學(individual thanatology)偏重意味的初步階段，進入了「生死學三部曲」的思維高階段。根據我的新近著想，廣義的生死學應該包括以下三項。第一項是面對人類共同命運的死之挑戰，表現愛之關懷的（我在此刻所要強調的）「共命死亡學」（destiny–shared thanatology），探索內容極為廣泛，至少包括（涉及自殺、死刑、安樂死等等）死亡問題的法律學、倫理學探討，醫療倫理（學）、醫院體制暨醫學教育改革課題探討，（具有我國本土特色的）臨終精神醫學暨精神治療發展課題之研究，老齡化社會的福利政策及公益事業，死者遺囑的心理調節與精神安慰，「死亡美學」、「死亡文學」以及「死亡藝術」的領域開拓，（涉及腦死、植物人狀態的）「死亡」定義探討，有關死亡現象與觀念以及（有關墓葬等）死亡風俗的文化人類學、比較民俗學、比較神話學、比較宗教學、比較哲學、社會學等種種探索進路，不勝枚舉。

第二項是環繞著死後生命或死後世界奧祕探索的種種進路，至少包括神話學、宗教（學）、文學藝術、（超）心理學、科學宇宙觀、民間宗教（學）、文化人類學、比較文化學，以及哲學考察等等的進路。此類不同進路當可構成具有新世紀科際整合意味的探索理路。近二十年來愈行愈盛的歐美「新時代」（New Age）宗教運動、日本新（興）宗教運動，乃至臺灣當前的種種民間宗教活動盛況等等，都顯示著，隨著世俗界生活水準的提高改善，人類對於死後生命或死後世界（不論有否）的好奇與探索興趣有增無減，我們在下一世紀或許能夠獲致較有「突破性」的探索成果出來。

第三項是以「愛」的表現貫穿「生」與「死」的生死學探索，即從「死亡學」（狹義的生死學）轉到「生命學」，面對死的挑戰，重新肯定每一單獨實存的生命尊嚴與價值意義，而以「愛」的教育幫助每一單獨實存建立健全有益的生死觀與生死智慧。為此，現代人的生死學探索應該包括古今中外的典範人物有關生死學與生死智慧的言行研究，具有生死學深度的文學藝術作品研究，「生死美學」、「生死文學」、「生死哲學」等等的領域開拓，對於「後傳統」(post-traditional)的「宗教」本質與意義的深層探討等等。我認為，通過此類生死學的種種探索，我們應可建立適應我國本土的新世紀「心性體認本位」生死觀與生死智慧出來，有待我們大家共同探索，彼此分享。

依照上面所列三大項現代生死學的探索，這套叢書將以引介歐美日等先進國家有關死亡學或生死學的有益書籍為主，亦可收入本國學者較有份量的有關著作。本來已有兩三家出版商請我籌劃生死學叢書，但我再三考慮之後，主動向東大圖書公司董事長劉振強先生提出我的企劃。振強兄是多年來的出版界好友，深信我的叢書企劃有益於我國精神文化的創新發展，就立即很慷慨地點頭同意，對此我衷心表示敬意。

我已決定正式加入行將開辦的佛光大學人文社會科學學院教授陣容。籌備校長龔鵬程教授屢次促我企劃，可以算是世界第一所的生死學研究所(Institute of Life–and–Death Studies)之設立。希望生死學研究所及其有關的未來學術書刊出版，與我主編的此套生死學叢書兩相配合，推動我國此岸本土以及海峽彼岸開創新世紀生死學的探索理路出來。

一九九五年九月二十四日傅偉勳序於

中央研究院文哲所（研究講座訪問期間）

自序

「以知識對抗癌症」，是目前全球醫療界極力倡導的觀念。包括醫師在內，這不僅已經在醫療相關人士間形成一種共識，同時也正是教育一般民眾的最佳箴言。

目前日本國內癌症死亡人口每年達二十萬人以上，已經被喻為是一種國民病。甚而有人悲觀地預測，癌症死亡率仍會持續逐年增加。

儘管現況如此，但是「抗癌特效藥」、「癌症剋星」等廣告文宣，每日仍然透過種種不同的管道呈現在我們的眼前。現代的醫學科技對於部分疾病仍然束手無策，在這種殘酷的現實之下，無怪乎任何絲毫的希望，對於患者或其家屬而言都彷彿是漫漫黑夜中乍現的曙光。但是就身為一個外科醫師，並基於和消化系統相關癌症抗爭達三十年以上的經驗，我不得不殘酷地說，現階段仍然沒有所謂能輕易克制癌症的良方。

當然我並非刻意要否決現代醫學以外的其他治療方法，但是親眼目睹許多因為過度倚賴所謂的偏方，以致錯失治療良機導致死亡的例子，使我不得不有此呼籲。

抗癌的不二法門是及早發現、及早治療，這應該已是相當普遍的觀念，然而卻不能完全落實，站在醫師的立場我只能深表遺憾。

受到不實資訊的誤導以致錯失治療時機，或是因缺乏相關知識導致發現延誤等，其唯一的共同結果便是面對「死神」。

目前日本國內的抗癌醫療技術已經達到國際水準，只要能配合醫師，共同奮鬥，其實許多癌症仍有治癒的希望。

為了能讓大家對癌症有更正確的認識，因此特執筆此書以期能聊盡綿薄之力。同時，也希望藉此讓社會大眾了解，一個終日和癌症奮鬥的外科醫師，他內心的想法和心路歷程，進一步促進醫師和患者之間的相互了解。

由於和專門性的學術論文有所不同，因此如何使內容簡單明瞭便成為撰寫時最大的考驗。本書儘量避免艱澀的醫學專有名詞，力求解說清晰，以方便讀者理解。當然，癌症罹患部位涉及全身，而本書則將針對我個人的專門科目，也就是消化系統（食道、胃、大腸、肝臟、膽道、脾臟）有關的癌症和各位一同探討。

誠摯地期願本書對癌症的早期發現能有所助益，同時也希望，不幸已經罹患癌症的患者也能因而冷靜地對抗病魔，唯有如此才是本人執筆的心願。

羽生　富士夫

揮別癌症的夢魘 目次

第二章　癌症和外科醫師間的戰鬥

第三章　外科醫師的培育

第六章 與癌共存

第七章 揮別癌症的夢魘

第一章　抗癌現場傳真

癌症的恐懼

一般人對於癌症具有甚麼印象呢？「走向死亡的絕症」、「悲壯的抗癌歷程」、「唯恐癌症復發」……？

即使用詞不盡相同，但是不容否認地，人們對癌症的共同認識便是可怕的疾病。不過由另一個角度來看，如果被問到「和癌症之間的關係」，一般人的回答又是如何呢？

「家族中沒有癌症病歷，所以很安心。」

「也許有一天會罹患吧，但是至少到目前為止很健康，所以癌症與我無關。」

的確，許多人就是抱著這種樂觀的態度，而這正是癌症最可怕的地方。

曾經有位五十八歲，任職某家企業主管的男性患者前來門診。由於患者腳步略顯不穩，同時又有太太作陪，顯得相當謹慎。「大概病得不輕吧！」這也使得醫院上下感受到一股緊張的氣息。

「不瞞您說，我得了胃癌。」

「是嗎？在哪裡診斷的呢？」

由於本院是大學附屬醫院，常有患者攜帶其他醫院病歷來求診的情形，因此難免有此一問。

「是啊，在○○醫院接受手術治療，昨天剛出院。」

「……」

患者的心理真是難以捉摸。這位患者三週前剛接受手術治療，出院後立刻直奔本院。由於進行手術的醫院在當地也相當具有權威，因此感到相當棘手。

仔細詢問之下才得知，原來病患是在公司的團體健康檢查時發現非常早期的癌細胞，經由介紹而在該醫院接受手術切除。在此之前，患者食慾旺盛，不論工作或打高爾夫球都是精力充沛，生活十分健康，完全沒有異狀。

根據患者送來的病歷顯示，應該說是非常幸運的早期發現，因此我也就理所當然的這麼安慰他：

「雖說是癌症，但是幸好發現的早，不需要特別擔憂。而且手術一切也似乎都很正常，以後只要定期接受檢查就可以了。」

只是，仍然無法使他寬心。

「大夫，真的可以痊癒嗎？絕對不會再復發吧？」

如此一來，不管我如何說明，他總是一再地追問不已。就當事人而言，事關本身的生死，當然不免要徹底追問，他們的心情我完全可以理解。想必在原手術醫院也少不得這樣的對答吧！以這位患者而言，在治癒率極高的階段便能及時發現，並且已經動過手術，不過患者仍舊無法冷靜面對曾經罹患癌症這件事實。早期胃癌的治癒率大約是九六～九七％，即使醫學統計歷歷可證，但是只要本身一旦罹患癌症，不免會彷徨失措，焦慮難安。

到醫院求診的患者對於癌症或多或少都有些相關的知識和資訊。事實上癌症患者無不極盡所能地各方收集資料，但儘管如此仍然無法消弭其內心的不安。「癌症＝復發＝死亡」，悲觀的患者甚且自己描繪這種最惡劣的藍圖。一般人對癌症一向漠不關心，但是一旦降臨在自己身上時，「天哪，怎麼會是我！」，宛如晴天霹靂，一切就如從天堂突然跌落地獄般，天旋地轉。

癌症初期並沒有自覺症狀，一切正常時，往往會令人忘記它的存在。相反地，一旦被宣告是癌症患者，就再也無法冷靜地分析眼前的相關訊息。

目前癌症是最典型的成人病之一。中、老年人就本身健康管理的觀點而言，平時健康時就應認真面對癌症的有關訊息。「癌症絕對不會找上我」，這種僥倖的心態決不可有。相對地，「我好像得了癌症，怎麼辦？」，如此無謂地杞人憂天也是不可取。

癌症只是個籠統的名詞，其實內容包羅萬象，而日本的癌症診斷和治療法都非常先進。因此，癌症手術已經獲得簡化同時也更安全。過度畏懼，或是漠不關心都不是該有的心態，最重要的是要多吸收正確的知識。如此一來，只要再加上信心和勇氣，即使是號稱國民病的癌症，也能夠冷靜以對。現在，癌症已經不再是絕症了。

抗癌技術日新月異

過去認為癌症是不治絕症，同時也認為是遺傳性疾病。「家族中有癌症病歷，自己必須提高警覺……」，至今抱有這種疑慮的人仍然為數不少。

然而最新的醫學觀點是，癌症不會遺傳，但是較容易罹患癌症的體質則可能遺傳給下一代。而且家人不論是飲食或是日常生活都在一起，而這個共同的大環境中也有可能潛在致癌因素。

最近的醫學研究結果，針對某種癌症只要分析細胞核中的某種遺傳基因，便能預測是否有罹患的可能。同時目前也針對誘發或是可以抑制癌症的遺傳基因積極進行相關研究。因此不僅是遺傳基因而已，包括誘發癌症的病毒在內也已經逐漸明朗化。

但是，癌症的病因並非單一性，而往往是在種種因素綜合作用之下才引起的。包括遺傳基因在內，現階段仍然無法明白指出所有癌症的根本病因。

因此，父母當中即使有一方罹患癌症，本人也未必會患病。但是處於這種環境中的人，還是建議能提高警覺定期檢查，這是及早發現癌症的有效對策之一。

近親中有人因食道癌或胃癌而死亡的人往往會向院方表示，

「大夫，感覺上消化似乎不是很順暢。」

「感覺胃部沈重，是不是得了胃癌？」

這種謹慎態度就我們醫師立場而言應該表示歡迎。只要定期檢查，即使罹患癌症也必定能早期發現，治癒的可能性相當高。

這種謹慎的態度無論如何都比宣稱「我的家人中沒有癌症患者」，不願接受檢查的狀況要佳。

但是人終究是人，即使道理非常清楚，一旦發生狀況後往往無法冷靜面對。有近親死於癌症時，往往會陷入恐懼之中，乃至精神崩潰的例子也是屢見不鮮。擔心時不用猶豫，應該立刻請醫師診斷，以解除心中疑慮。

以下是我過去的經驗：

患者是一位五十五歲的家庭主婦，她第一次來求診是在六年前的夏天。由於感到胃部輕微疼痛，就近在醫院照X光片的結果判斷為疑似胃潰瘍，因此由該醫院轉診過來。

經原X光片檢查後發現一個直徑約一公分左右，非常典型的胃癌陰影。因此立刻進行內視鏡和切片檢查（取下組織的一部份進行病理診斷），同時並要求患者辦理住院、手術的手續。

少數的特例除外，在這個階段一般而言並不會將癌症的事實告訴病人本身。當然這位患者也不例外。我們聯絡這位婦人的先生，將太太得癌，但是由於發現得早，因此手術簡單也不必擔心復發等等診斷結果告訴他。

這位先生表示，「內人的父親三年前因癌症死亡，她本人一直擔心是否也會得癌……。」經商量的結果決定隱瞞病人。

之後手術順利完成，病患三週後康復出院。到當時為止一切平安無事，由於發現得早，因此可說唯一留下的只是一張胃癌的病歷表而已，其他一切正常。當然，我仍要求患者要定期門診。

手術後一切相安無事，直到五年後一次半年一度的定期檢查時才又掀起一陣風暴。我照例告訴她：檢查結果一切都很正常。

這名婦人突然問到，「大夫，請你把真相告訴我，我是不是得了癌症？」

「沒這回事，只是胃潰瘍。否則怎麼能夠恢復得這麼健康？」

這種談話內容或許持續了一陣子，但是面對追問不已的患者我只有投降一途。

「大夫，即使是癌症我也不在意。因為都已經過了五年，我只是想知道事實的真相……。」

最後這段話使我鬆懈心防，終於透露實情。

同時還追加說明：當時還是初期階段，癌本身也不是惡性，因此復發的可能性非常低。就五年後的現況看來，應該可說是已經完全痊癒。

說明途中，這位婦人始終點頭示意，最後微笑道謝離去。眼見患者如此冷靜，不禁感到十分安慰，「能夠早期發現，真是太慶幸了……。」但是我這分寬慰終究沒有維繫多久。

一個月之後病患的先生來電表示，這位婦人已經陷入精神衰弱的狀態，因此再度請她到醫院面談。當時拿出所有的X光片以及病歷表，儘管極力地說明，但是患者仍只是啼哭不已。

由於當初她也是始終瞞著她父親得癌的消息，因此無論如何說明都無法說服她，而且她的腦海裡深深地烙印著她父親臨終前痛苦的景象。

經我一再不厭其煩地說明，由於屬早期發現所以應該感到慶幸才是，病人才似乎較寬心地離去……。

人心真是難以捉摸啊！唯恐病情復發，同時面對癌症末期的痛苦和死亡，那種惶恐的心情絕非我們旁人所能想像。

這位患者不僅發現得早，手術經過也都十分理想，但是要到真正能夠完全安心，仍需要度過一段擔心害怕的日子。

是否應該告訴病人，這也是癌症治療過程中一個相當棘手的問題。有關是否應該告訴病人的問題，隨後將有專章討論。而在此只是想要重申我的一貫主張，那便是「不主動將病情告訴病人」。

癌症的確是非常可怕的疾病，但是，結果也未必都是「悲壯的抗癌歷程」或是「劇痛而死」。隨著醫學科技的發達，戰勝癌細胞獲得重生的例子比比皆是。同時和過去相比，癌症末期的痛苦也已經大幅減輕。癌症醫療技術可謂日新月異，因此應該永遠懷抱希望。

癌症蔓延快速而不著痕跡

癌症到底是種甚麼疾病？

人類的身體完全由細胞所組成，透過細胞不斷更新的結果，生命才得以維繫，這就是所謂的新陳代謝。皮膚上的汙垢便是新陳代謝的過程中老化的皮膚脫落的結果。

內臟和皮膚一樣，胃和腸的裡層，亦即粘膜表皮上的細胞經常會汰舊換新。在新舊細胞交替之間，如果出現異常細胞，這便是癌症。正常狀況下，胃或腸的細胞在增殖以及新舊交替時都具有一定的規則性，該組織如果突然出現似是而非的細胞時，這便是癌的開端。

異常細胞一旦出現，之後便會完全漠視細胞原有的規則性並且大量繁殖，乃至攻擊正常細胞。不多久全身的正常細胞便會被蠶食鯨吞竟盡，甚且危及生命本身。這彷佛是體內的惡勢力分子，不斷併吞正常細胞。

我們醫師透過X光、內視鏡，或是經由手術以肉眼可以辨識的癌細胞，您認為尺寸有多大呢？以目前的技術，小至直徑五公釐的癌細胞（癌巢）也可診斷出來。通常直徑一公分的癌巢是由十億個癌細胞所構成。因此當察覺到癌巢的存在時，已經是一個以億為單位的細胞組合。

但是即使已經成長到直徑一公分左右的階段，患者本身仍然不會出現任何自覺症狀，這便是對抗癌症最感棘手的地方。癌細胞發展到肉眼可見的塊狀體為止，所需時間因個人體質而異，不過一般而言大約需要數年。癌細胞是以十億個二十億個的等比級數繁殖，因此一段時期後，由癌細胞的數量計算也不難想像癌塊的膨脹情形。五十億個癌細胞的塊狀癌再一次繁殖便會增加為一百億個，表示這階段一次便增加了五十億個之多。

到疼痛或出血的自覺症狀出現為止通常需要一段時間，因此當發現時，往往是症狀已經非常嚴重了。由於偶發性的胃痛，經由檢查，因而得以早期發現癌症的機會也並非沒有，但是就早期胃癌而言，那是少數非常幸運的例子。

令人感到遺憾的是，人體器官內的癌巢長到一公分左右時仍不會感到任何異常，就是沒有所謂癌症的特殊症狀。而且麻煩的是，即使出現疼痛的症狀也很難和其他疾病區分。但是據我多年和癌症患者相處的經驗，發現幾乎都有下述共通的情形可資參考：

也就是患者本身或是其家人都有下述的談話內容。開場白通常是「這麼說來，從幾個月前開始就……」，「……毫無來由的消瘦」，「……肚子附近總感到悶痛」，「吃東西沒滋味」，「……容易疲倦」等等，不一而足。最大特徵便是體內產生和不同於過去的微妙變化，這表示癌細胞經由某種形式正開始透露訊息。

身體狀況出現些許變化是稀鬆平常的事，一般人通常不以為意，更何況是聯想到體內是否受到癌細胞侵襲?因此往往無法及時發現。也因此，我將癌稱為「偷襲的惡魔」。當它現出原形時，往往以無比的威力企圖瓦解人類，因此是疾病中最難以應付的強敵。正因為如此，定期檢查的重要性決不容忽視。

那麼，癌症又為何會致人於死地呢?以消化器官為例，癌細胞最先是出現於胃、腸等局部。如果罹患部位能受到控制，那麼即使是癌症病魔也不至會奪人性命。然而癌症最可怕之處便是病情無法控制在原發病器官之內(原發癌)，癌細胞不僅肆無忌憚的快速繁殖，同時數量更是難以估計。想必各位都非常清楚，癌症的特徵便是會移轉。經由移轉蔓延全身，而由癌細胞排出的毒素將腐蝕全身形成一種所謂「惡液質」的狀態，以致面臨死亡。

以下將針對癌症移轉的特質進一步說明。以胃癌為例，出現在胃部裡層(粘膜上皮)的癌細胞將會同時向水平以及垂直方向擴展。呈水平方向發展時，原發於胃部上端的癌細胞便向食道浸潤(癌症擴展的現象稱為浸潤)，引起食道狹窄。而原發於胃部下端的癌細胞便向下侵蝕十二指腸，引起幽門狹窄。如果原先發病部位為胃中央時，將因移轉而日益嚴重，終於導致崩潰出血。

而當癌細胞呈垂直拓展時，病菌將會穿透胃壁，或是滲透到臨接的其他器官，例如結腸、胰臟、肝臟等。這種現象便稱為「直接浸潤」。

此外，胃壁外側有一層稱為漿膜的膜層。當癌細胞入侵漿膜時，容易導致在腹膜內四處飛散，以致加速繁衍、拓展的規模。這種現象一般稱之為「播種性移轉」。此外，縱橫胃部四周的淋巴管和血管也都將變成移轉途徑。癌細胞一旦進入淋巴管便形成「淋巴循環性移轉」，而在血管便是「血液循環性移轉」。尤其是細菌一旦經由血管移轉到肝臟，繁殖速度會變得更為快速，成為「肝移轉」，這種病例相當常見。

想必很多人存在「移轉＝死亡」的印象，然而事實未必盡然。的確，這階段決不容等閒視之，但是雖然已經移轉，許多患者仍能因及早因應得當，而獲得生還。目前醫學界正針對各種病例，探討各器官原發癌較容易移轉的部位，以及移轉模式。詳細將於第五章進一步說明。

外科醫師的成績單

目前最具代表性的抗癌療法，有經由手術切除的外科手術療法、照射放射線的放射線療法、服用抗癌藥物的化學療法、提高體內抵抗力的免疫療法等四種。

如果癌細胞仍控制在局部，基本上主張以外科手術為主，進行切除。如果一旦已經移轉，一般多配合上述四種療法共同抗癌。就現狀而言，很遺憾的是化學療法和免疫療法等對於消化器官的癌症無法達到單獨治癒的效果，只能當成輔助性治療方法。而放射線療法的有效治療也是局限於非常小的部位，如果範圍過大，現階段技術仍無法治療。總之，最大的希望仍寄託在外科手術療法之上。但是這終究仍只是局部治療手段，如果癌細胞已經拓展至某種程度乃至全身，那麼外科手術依舊是莫可奈何。

如果在手術可以控制的範圍之內，只要經由手術切除，使體內的癌細胞趨近於零，那麼仍然有生還的機會。且不論肉眼可見的癌細胞，即使是顯微鏡才可觀察到的惡性細胞，只要稍微殘存在體內，治療便會前功盡棄。因此，癌症手術可說是一戰決勝負。因此每一次的手術都需全力以赴，即使肉眼無法確認，任何癌細胞可能擴散的區域都要予以切除，唯有如此才有獲勝的希望。

我們外科醫師於執行完癌症手術後數週左右，檢驗室會發給主治醫師一份彷彿成績單的報告書。如果報告書上記載為「切斷面陰性」即表示合格，反之，如果是「切斷面陽性」便是宣告失敗。

這是由於手術治療後的器官都需送病理檢驗，而這份報告書便是病理檢驗結果。其主要檢驗工作在於確認切除後器官的切斷面是否仍殘存癌細胞。如果結果為「切斷面陰性」便表示無法觀察到癌細胞，癌已經完全割除，這種成果稱之為「治療切除」，代表手術成功，但是並不表示完全沒有復發的可能，不過至少意味著由手術部位再度復發的可能性大幅降低。

那麼如果檢驗為「切斷面陽性」時其結果又如何呢？切斷面仍存在癌細胞，這便表示手術沒有完全切除乾淨。由於癌細胞仍然殘留體內，因此不得不遺憾地說，不久的將來必定會復發。由於沒有達到療效，因此這種手術被稱為是「非治療切除」。

決定切除手術成功與否的先決條件有二，一是執刀醫師的技術，此外便是癌症的擴展程度。原本可達到「治療切除」，然而由於癌症的擴展程度以及嚴重性判斷錯誤乃至手術失敗的病例也非沒有。這種狀況可由切除下的器官斷面重新復發的狀況追究該醫師的技術問題。

同時，也未必表示切除的範圍越大成功率便越高，至於如何估計癌細胞的擴大程度以作為有效治療的參考，全憑執刀醫師的經驗。癌症的蔓延情形未必盡如教科書的描述，因此在相關資訊累積之下所培養出的操刀技術才是醫師的勝負關鍵所在。

而且如果癌症已經蔓延過廣，那麼即使再高明的醫師也是束手無策，因為手術可切除的部位有其極限。明知某些部位已經感染，或是蔓延的可能性相當高，但是由於關係性命安危，因此仍然無法割除。這也可說是外科手術治療的有限性。

但是在權威性癌症治療方法出現之前，利用外科手術切除患部的手術療法仍是當今治療方法的主流。要想戰勝消化器官的癌症獲得生機，治療切除可謂是最基本的條件。

不僅是患者，包括醫師在內都非常熱切地希望能夠達到治療切除。因此各位為了能早期發現癌症，應該定期接受健康檢查。而身為外科醫師的我們則應該多方吸收相關知識和技術，以期能提高手術成功率，雙方唯有共同攜手努力才能戰勝癌症病魔。

早期發現的技術日益普及

「我決心成為操刀的外科醫師！」

擔任實習醫師時期，當我決定成為一位外科醫師時，我曾對選擇內科的同學這麼說：

「進入內科如何治療癌症呢？」

的確，消滅癌症的根本之計便是將癌細胞徹底自體內剷除。因此身為消化器官癌症外科醫師，最大的課題便是鑽研相關的手術技術。

然而就在我們努力的同時，內科醫師也以不同的方法和癌症奮鬥不懈。在千葉大學醫學院的學長白壁彥夫醫師（現擔任早期胃癌檢驗協會理事長）和市川平三郎醫師（現任國立癌症中心名譽會長）共同研發之下，開發了X光的「雙層造影法」技術。兩位致力於「胃癌的早期發現」，並將技術發揚至全世界，獲得卓越的成就。

經由上述的研究使得早期極小的癌細胞在無症狀階段便能經由X光發現，這可謂醫學界的一大創舉。

而我們外科醫師只能在出現症狀，經檢查開刀後才能發現，因此往往只有較大型的癌巢才能察覺。也曾因為其他疾病手術的需要，開刀後連帶發現小癌巢的經驗，但是X光雙層造影法的開發可以同時檢驗出多數的小型癌巢，可謂造福不淺。

目前「早期癌」已經成為癌症治療的關鍵詞，然而這項觀念在三十年前完全是一片空白。

「從事內科醫師可以治療癌症嗎？」

當年我的質疑而今竟然已經成為事實。以下將分別說明早期癌和進行癌的差異。消化管由內而外分別由粘膜上皮、粘膜下層、肌層、漿膜下層、漿膜等所構成。癌細胞早期便是形成於粘膜上皮，然後依序逐漸浸潤到外側組織。當浸潤到漿膜時，便會破壞鄰近器官的漿膜而入侵到其他器官。

此外，粘膜下層和外側組織之間滿布網狀般的淋巴管和血管，當癌細胞浸潤之後，隨著淋巴管和血管的循環而擴散至全身。而所謂消化器官的早期癌指的便是癌細胞自粘膜上皮形成後到粘膜下層的階段，之後再度浸潤的狀況便稱為進行癌。由此可知，早期癌和進行癌的區分在於癌細胞的浸潤程度（壁部深達程度）。換句話說，儘管癌巢較大，只要擴展的程度只限於表層便稱為早期癌。相對地，即使癌巢較小，但如果癌巢浸潤程度較深便是所謂的進行癌。兩者之間不論治療方法或是治癒率都有極大的差異。

以胃癌或大腸癌為例，由表層的粘膜至粘膜下層的階段稱為早期癌，及時手術治療的話，存活率達到九五％以上。但是進行癌的手術成果，儘管外科醫師多方努力，成功率仍只有二〇～四〇％。

若是更早期的胃癌或是大腸癌，也已經開發出不需開刀的治療方法。可以由嘴巴或是肛門插入內視鏡，以達到切除癌細胞的目的，或是經由雷射光燒除癌細胞。但這都仍只局限於沒有淋巴結移轉危險的部位。

那麼其他消化器官方面又是如何呢？由於食道的管壁比胃或腸都薄，因此浸潤到粘膜下層的階段並不稱為「早期癌」。只限於粘膜下層，尚未移轉到淋巴結之前的階段才稱為早期癌，過去往往難以察覺，而今已經逐漸可以及早發現。詳細狀況留待第五章介紹。

至於肝臟、膽道、胰臟等，現階段還無法達到早期發現的水準。一般認為這三種器官的癌症最棘手，其原因便在於此。這些器官無法經由內視鏡直接觀察，形成解剖學上的瓶頸。但是最近隨著超音波檢驗、ＣＴ（電腦斷層掃描）和ＭＲＩ（核磁共振影像）等新式檢驗機器相繼問世，並逐漸普及，雖然速度仍然遲緩，但也可說癌症的早期發現已經露出一線曙光。

消化器官癌症當中，胃癌和腸癌由於可以早期發現，因此手術後的存活率也大幅提升。早期胃癌的成功率達九六％以上，而腸癌方面也達到九四％以上，可謂非常可喜的現象。由此我們可以宣稱「癌不再是不治之症」。而這項醫療統計數字也正充分顯示出定期健康檢查對於早期發現的重要性。

聰明的患者

十多年前早期發現尚不普遍的時候，即使手術治療，但是因癌致死的病例仍不絕如縷。因此有一位年輕的外科醫師對於抗癌之戰深感絕望，當時我這麼鼓勵他：

「有朝一日手術必定能達到治療癌症的目的，應該懷抱信心琢磨自己的技術，以迎接這一天的到來。」

而今雖只是對部分癌症有效，但也可說這個夢想已經實現。經由內科醫師的研究成果，使得許多癌症得以早期發現，這使得和頑強的進行癌抗爭多年的外科醫師，不僅可以更安心的進行切除手術，並促使手術成功率突飛猛進。

因此，只要專治癌症的醫師能夠攜手合作，必定有更多的癌症患者能重獲生機。

但是除了癌症治療之外，由於醫療專業的區分過於細密，因此反而對癌症的檢驗形成一種障礙，以致延誤治療時機的例子也不少見。

以下是一為糖尿病患者的案例。當這位患者由其他醫院轉診過來時，發現他的胰臟癌已經開始轉移。

「由於糖尿病的關係，這十年間每個月都持續做一次血液檢查……。」

詢問之下得知患者自半年前開始進行血液的腫瘤標計測定（癌細胞排出的物質經血液或體液檢驗的方法），已經察覺有異樣。

而當時該院的糖尿病醫師的診斷是：「再進一步觀察看看吧！」

當患者向我求診時，正常應該在四〇以下的腫瘤標計值經檢查已經升高至五百。立刻進行電腦斷層掃描檢查發現，胰臟上的癌細胞已經擴大至直徑一・五公分。

如果是癌症專門醫師對此現象必定會懷疑患者是否受癌症侵襲，並將焦點放在胰臟，多方進行檢查。

隨後將會進一步詳細介紹，事實上糖尿病患者罹患胰臟癌的機率比一般人高出十倍之多，屬於高危險群。這位患者較一般人更經常求診，但是始終將注意力集中在糖尿病的控制方面。

如果患者本身也能具有某種程度的相關知識，以掌握自己身體的健康，必定會獲得良性的結果。例如這位糖尿病患者如果了解本身是胰臟癌的高危險群時，必能做好相關檢驗，因而能早期發現罹癌的事實。某一科的專門醫師的確都具有該領域應有的最優異技術，但是人類的身體何時會發生什麼變化，任誰都難以預料。而希望一位醫師同時具有其他疾病的治療或診斷能力，這無非是非分的要求。

與其尋訪所謂的權威醫師，更重要的是確實掌握該醫師具有甚麼背景（換言之，和其他科醫師合作的可能性），或主治何種疾病，這才是聰明的患者應有的基本認識。

尤其是癌症是否能早期發現往往攸關患者的性命。

而就我們醫師的立場而言，也應努力廣泛和其他專科建立合作關係，以期對患者有所助益。

單項檢查無法掌握狀況

接受癌症手術治療之後的患者，至少五年之內都必須接受追蹤檢查。其目的主要在於預防復發或針對手術後遺症能有所掌握。即使是早期發現的癌症也未必不會再復發，因此絕對需要進一步追蹤檢查。

以下介紹一位接受大腸癌手術患者的情況。這位患者手術後二年照例接受腫瘤標計測定和超音波掃描。

手術時已經發展到進行癌的階段，所以非常擔心是否已經轉移至肝臟，但是經腫瘤標計測定一切顯示正常。不過這也未必能保證決不會再復發。

這位患者除腫瘤標計測定並同時接受超音波檢查，藉此確認體內是否仍存在腫瘤。而就在超音波診斷之下，發現肝臟上出現一粒約一公分大的腫瘤。這種情況下也有可能是良性腫瘤，因此此時仍不能判斷是否為癌症復發。

隨後展開一連串徹底的檢查以確定是否癌症復發，人命關天一點都不容疏忽。

當時首先選擇的檢查項目是ＣＴ。ＣＴ是利用電腦將患者身體做環狀切片攝影以供診斷。結果發現肝臟出現直徑約一公分的腫瘤，和超音波檢查結果相同。住院後又進行腹部血管造影檢查證實後，才正式宣判是癌症復發。這種移轉性肝癌也不能立刻手術切除。

由此可知，在正式確認是癌症前必須配合多種檢查，綜合性診斷。當然單項檢查也大致能夠揣測狀況，然而肝臟、胰臟、膽囊等關係複雜，檢查尤其要謹慎。

這二十年間各種檢驗方法可謂突飛猛進。包括促使早期發現成果的X光檢查技術也有很大的創新，過去所無法察覺的小型癌，目前也都在掌控之中。

此外由於內視鏡為硬質的鐵管製品，插入體內時對患者造成極大的負擔，而今材質已改為玻璃纖維，對患者不啻是一大福音。

另一方面，檢驗結果可立刻顯示在終端機上，以供多數醫師同時會診的電子顯示器也已經相當普及。

檢查食道和胃腸時，通常需要充分配合X光和內視鏡兩種檢驗方法。唯有在這兩種方法相輔相成的檢驗之下，才能提高診斷的精密度。同時透過內視鏡前端的鉗子可擷取組織片，透過顯微鏡做細胞的病理檢查。

每種檢查方法各具特色。癌細胞的繁殖呈平面擴展，並不會在表面造成隆起，因此內視鏡仍然難以察覺，但是經由器官的外型，可以判斷整體是否均衡以斷定是否出現異常。因為內部出現癌細胞時會造成組織硬化，使得器官外型產生變化，而X光的特色便是可以顯示器官整體的外觀。

而內視鏡由於可以直接接觸粘膜，因此可以了解表面的凹凸或顏色等微妙的變化。此外，不論是病理檢驗需要或是單純的腫泡（隆起性病變），也可利用內視鏡達到切除效果。

CT和超音波檢查在肝臟、胰臟或膽囊等方面便能發揮驚人威力。最近也引進所謂MRI，也就是利用核磁共振原理的檢驗設備。除此之外，需要提高檢查精密度時還可利用血管造影法和內視鏡的胰膽管造影法等。

由於檢驗機器不斷推陳出新，因此對於新開發機器的功能未免有過度誇大之嫌，然而任何檢查絕非單項器材就可解決。不論任何優異的檢驗設備，如果不佐以其他的證明就妄下診斷是非常危險的。雖然各種機器都各具特色，但是相對地，沒有一項是完美無缺的，這也是不爭的事實。同時器官的檢查必須鎖定焦點器官，例如食道癌檢查必須針對食道，而大腸癌檢查則不外乎針對大腸，因此，應該配合該部位，選用幾項最適當的檢查方法，相互配合之下再綜合研判，唯有如此才是值得患者信賴的優良醫院。

新能源創造新式治療法

過度強調權威，企圖排抑別人的意見時，往往會阻礙進步，這可說是各種領域共通的問題。而且新觀念若要受肯定往往需要一段時間。以白壁和市川兩位醫師為例，雖然開發X光造影法使得胃癌得以早期發現，但是當初剛公諸於世時，為了說服當初的所謂權威醫師的確煞費苦心。而我本身在從事消化器官癌症的外科治療過程中也曾有段難忘的回憶。

膽道癌和胰臟癌往往會使膽道變得狹隘，經常出現黃疸的症狀。這是由於膽汁無法流至十二指腸，而逆流回血液中所出現的症狀。如果棄置不管會引發肝功能不全、腎功能障礙，或是造成消化器官出血，數週之內便會危及性命，因此勢必要將造成膽道狹隘的癌細胞切除。但是如果在黃疸的症狀之下進行手術時，約近四〇%的患者會因而死亡，危險性相當高。

因此一般都是在黃疸症狀減輕之後再進行切除手術。手術一般分兩階段，首先進行的手術是治療黃疸現象，而第二回合的手術才是正式的癌細胞切除手術。這種作法的確成功率大幅提高，但問題是撐得住兩次手術的患者非常有限。

這主要是由於過去經常無法確認是因癌症引起膽道狹窄，以致形成閉索性黃疸。這些患者往往被當成是肝炎引發的黃疸，因而耽誤治療時間。因此在進行黃疸治療的手術時，已經陷入危險期的患者為數不少。

為謀求解決之道，某大學附屬醫院開發出一種可自皮膚直接插針至膽道，使膽汁排出體外的治療方法，稱為「經皮性膽道導液法」。但是膽道為引起閉索性黃疸並予以擴張的主要來源，本身壓力已經很高，因此多數人認為如果再插以針管將會造成危險。但是我認為非常值得一試，因此便派專員到該醫院見習。

當初採用的方法是讓病患仰躺床上，再將針橫向插入腹部。插針時首先以X光確認位置，但是由於位置難以掌握而易發生偏離現象，困難度相當高，當時本院的高田忠醫師（現任東京大學醫學院教授）提出一項創新的構想。高田醫師主張由腹部的正面利用X光的輔助，直接找出膽道位置並插入，藉此提高成功率。結果不僅使此治療新法得以落實，而且安全性大幅度的提升。

某天醫院送來一位黃疸現象非常嚴重的患者，我立刻商請高田醫師協助。

患者立刻被送往X光放射室而非手術室，當時發現患者的膽道已經膨脹到極點，到了隨時都可能破裂的程度。就在大家環繞之下，高田醫師謹慎地鎖定位置並將針管插入腹部。約二〇公分左右的長針一端接上細導管後從皮膚直接刺入膽道，藉此抽取膽道內的膽汁。當場我們親眼目睹黃色的膽汁經由導管不斷流出。

兩週後，患者的黃疸症狀獲得改善時才正式展開癌細胞切除手術。迅速抽取膽汁以減輕患者的負擔，這種方法不只限於癌症引發的黃疸，包括所有的閉索性黃疸在內都是一項有效的方法。同時閉索性黃疸會引起細菌感染，以致肝潰瘍陷入危險。對此，這項抽取膽汁的方法也具有戲劇性的療效。

當然這仍只是發展過程中的一個階段而已。身為醫師的最大使命便是，只要獲得新的醫療成果應該立刻向其他的同業發表並推廣至全國。唯有如此，全國任何一所醫療設施才能因應相同的症狀，藉此挽救更多人的寶貴性命。

也因此我們便在相關學會發表。當報告結束進入答詢時出現下述一段對話：

「當癌症引起阻塞，同時又因發炎而腫脹，此時如果再用針穿刺膽道，這未免太危險了。」

當時某醫科大學的教授立刻表示上述的觀點。

隨後另一位著名大學的教授也表示：「我也認為如此。如果打入造影劑將會增高壓力，引發敗血症。這根本不合常理，太危險了。」

如此一來難免要展開一場舌戰。當時我和高田醫師認為，有朝一日必定會獲得認同，因此我們決定展開個別說服行動。不單是發表論文而已，更重要的是實際說明操作方法，必要時還要現場表演以取信大眾。

就在我們下定決心之際，許多聽取學會發表的年輕醫師反應相當熱烈。對經常需現場接觸病患的他們而言，最大心願便是盡可能挽救患者的性命。因此，來自全國各地的演講邀請函如雪片般飛來，而我們也掌握一切的機會努力解說該方法的有效性。

之後歷經二十年的歲月，在此期間，醫療設備有很大的創新與突破，而這項「經皮性膽道導液法」也在超音波儀器的輔助之下更形普及。。

當時的興奮以及激動之情，至今仍是我們和年輕醫師間津津樂道的話題。就是這種一心想要突破困境的熱情，引領著年輕人不受限於傳統概念的束縛，以更靈活的構思推動醫學進步。同時，由此經驗我也深切地體認到，人們隨著年齡的增長，應該更需具有謙虛的胸襟和寬宏的肚量。

第二章　癌症和外科醫師間的戰鬥

三十年前手術法的重現

最近對抗癌手術的發達有相當深刻的體認。以下是一位七十幾歲女性患者的案例，該病患由於胃出血，經介紹到本院轉診。根據病歷資料得知該名患者曾於三十年前接受食道的大手術。莫非是……？霎時不禁湧上一幅畫面，經檢查果然發現鎖骨下方有一條約五公分長的橡皮管呈半圓形突出皮膚，同時從頸部串一根繩子以支撐橡皮管。

「您還真能撐到現在啊！」

這條橡皮管是距今四十年前，也就是一九五〇年代由我的恩師中山恒明醫師（現任東京女子醫科大學、消化器官疾病中心名譽會長）開發而成的「三期分割法」，為當時食道癌手術方法之一。就如同其名稱一般，簡單地說便是分三期進行食道癌的手術治療。也許現在各位會認為這種方法匪夷所思，但是就當時和其他治療法相比，可謂劃時代的創舉。當時，手術中或是手術後一個月內死亡的所謂「手術直接死亡率」高達二〇～三〇％，而這種手術法的開發使得手術成功率和安全性大幅提升。

食道癌切除是非常棘手的手術，早期的手術方法是這樣的：首先斜向切開患者的右胸，將胸腔底部包括食道癌細胞在內予以切除。其次是縱向切開腹部，取出胃作成細管（以此取代食道），在前胸皮膚下方形成一個通道並拉近到靠近頸部的位置。然後再切開鎖骨使食道的上端露出，並和剛才提起的胃部相連。

上述步驟如要一次完成時，剛才也曾提到手術的危險性非常高。因此才有分三次進行的構想。首先第一次進行剖腹手術，將胃縫在腹壁上，然後開孔接上橡皮管，由此灌進牛奶等流質食物。食道癌患者往往是食道狹窄無法進食，因此出現極端消瘦、營養不良的狀況。因此先透過這條橡皮管補給營養，等恢復元氣後再進行第二次手術。

第二次手術則是剖開胸部，將受癌細胞侵蝕的食道予以切除。將食道上端的頸部拉出，將其開口處和前一次手術時在胃部留下的開口以橡皮管相連。如此一來雖是經由橡皮管串聯，但是患者便可從口部進食。經數個月等患者更有體力後再進行第三次手術。此時再將胃部提高取代食道的功能，和喉嚨附近殘留的食道相連，如此才算大功告成。

但是拉至頸部附近的胃會出現血液循環不順、胃和食道間的接合面不平，導致縫合不全等現象。如果縫合不良食物會從裂縫處留出，引起發炎現象。體內發炎攸關性命安危，因此為避免縫合不全引發危險，所以在胸部的皮下作一通道，穿過此通道將胃提起。如此一來即使不慎發炎，由於就在皮膚下方，只要立刻處置便能挽救性命。這種方法就稱為「三期分割胸壁食道胃吻合手術」，由中山醫師開發而成，由於安全性高在當時備受矚目。

也因為這項構想的完成，使得手術安全性大幅提升。當時初進醫院的我為了能精確地配合每一個人的食道或胃部構造，在橡皮管的加工方面可謂倍極辛勞。

而眼前這位女士便是三十年前接受該項手術治療的患者。雖然安全度過三次手術，但遺憾的是食道和胃接合不良，因此不得已在開口處接上橡皮管，藉此攝取營養而存活至今。當時像她一樣食道和胃接合不良，需靠橡皮管接合開口的患者相當多。雖然說身上帶著橡皮管這樣的異物，但是回顧當時的狀況，能夠戰勝癌細胞得以生還，已經是非常可喜可賀的。

診斷結果認為胃出血的原因在於橡皮管，因此決定手術予以清除。由於現在相關技術非常進步，因此不再需要橡皮管，只要取下約十公分的小腸，移植到食道和胃之間銜接兩者的開口便可出院。而小腸移植時，微血管的縫合手術須在顯微鏡下進行，這是一項最新結合外科整形醫師的食道重建方法。突然和朝夕相處三十年的橡皮管以及吊線切離，感受又是如何呢？以往吃飯時為避免橡皮管移動易位，必須穩住吊線，而今和正常人一般只要拿著碗筷便能安然吃飯。

追求手術安全的時代

如上一節敘述般仍然依靠橡皮管的患者應該不復存在。而內臟的一端必須銜接橡皮管的情景想必各位一定難以想像吧？但是以當年的技術水準，這可謂開發者絞盡腦汁的智慧結晶。

同時在五〇年代，不僅是食道癌，任何一種癌症想要獲得生機可謂機會非常渺茫。甚且可說當時多數的死者都不是因癌症發作，而是死於手術當中，或是因手術後縫合不良引發後遺症而死。

因此為能順利完成手術，可說是竭盡心力。就消化器官癌症外科治療領域而言，我們將此時代稱為「華路藍縷的時代」，而當時的醫療界人士便以開路先鋒的精神，不斷挑戰新的手術方法。

尤其是食道方面當時被視為高難度手術，當年將胃提起以取代食道的縫合手術中，出現開口的比率達整體的四〇%之多。因此不得不在食道和胃之間接上橡皮管，讓這樣一條異物伴隨自己生活。而先前介紹的女性患者便是案例之一。

難道不能使食道和胃的縫合更吻合嗎？只要能避免縫合不良將會大幅減輕患者手術後的負擔。就在這信念的推動之下外科醫師不斷地進行各項改良研究。

當時我擔任副教授一職，也曾為多數縫合不良引發後遺症的患者進行二度手術。在手術過程中，突然有一項發現。只要將開口處傷口四周清理乾淨，而胃部的開口因為只是手術刀留下的傷口，因此提起後接合可自然和周圍的皮下組織緊密地癒合。相反地，如果沒有傷口的部位反而會剝落。當時不禁心裡一震，再觀察其他部位也發現相同的情況。

「不正是如此嗎？」

想必當時我一定興奮地高聲大喊。

胃和腸等器官的外側覆著一層漿膜，其功效在於避免腹腔內腸胃等器官相互粘結，但是一旦受傷後為保護內臟，便會出現癒合狀況。同時粘膜內有筋肉，再下去便是粘膜下層，微血管如網狀般密布其間。當消化器官癒合時，雖也會形成新的血管，但是首先這部分會負責主導，促使周圍組織早期癒合。

因此我產生以下的構想：在突出的胃部外側故意輕輕留下許多手術傷口，就彷彿烤雞腿時需在表面切口一般。在漿膜和筋層到粘膜下層之間劃下數條縱切傷口，如此一來經由胃肌肉收縮產生力量，使得胃較容易延伸。同時粘膜下層的血管露出，周圍組織間的血管新生旺盛，使得癒合更理想，成功率大為提升。一九七二年九月十二日是我終身難忘的日子，因為這天是我運用新理念成功完成手術的紀念日，此後相繼成功地完成更多的手術。

「人體真是不可思議，傷口的自我復原能力簡直發揮到了極致……」，此次的經驗使我獲得更深的啟示。

真是名符其實的創傷治療。為使傷口復原，人體會分泌一種名為「纖維蛋白」、具有癒著效果的物質，促使傷口癒合並形成微血管，讓傷口逐漸復原。這項手術法便是所謂的「胃管漿筋層剝離縱向切割法」。

同一時期，為使吻合部位快速恢復，另開發一種名為「大網被覆法」的治療法。大網為經常垂懸於胃部下方的網狀物，在人類的腹部具有緊急救護的功能。例如當盲腸發炎時，大網自然會移向盲腸，形成一個蔽障，企圖將發炎部位封堵住。

當時便一再思索是否能將大網的保護功能和人體的癒著功能結合，同時運用在食道手術中。因此便有在胃和食道間容易產生縫合不全的接合部，用成形的大網予以覆蓋的構想。透過這兩種手術法的密切配合，當初被視為最棘手的縫合不全併發症問題終於迎刃而解。當時為提高手術成功率，因此有三期分割手術法，但是至此手術法又再度合併為一次解決。

為使手術中或手術後一個月之內死亡，也就是所謂的「手術直接死亡率」下降，同時為預防併發症，外科醫師可謂全力以赴，上述食道手術的推展便是最佳實例。經由多方努力，手術直接死亡率終於銳減至三~四%，而今甚且可說是趨近於零。目前消化器官相關的癌症手術，除非是特別艱難的個案，否則如果患者於手術中死亡，也就相當於「手術失敗」，醫師的技術往往會受到質疑。由此可知這三十年間的發展可謂突飛猛進，令人感慨良多。

手術後存活率一成

本節繼續為各位介紹癌症外科治療的相關歷程。

除鑽研手術方法之外，為進一步追求手術的安全性，當時相關各界無不極力推動各項研究和開發。包括縫合材料的針和線，或是為防止手術後引發呼吸器官的併發症而開發人工呼吸器、氧氣呼吸方法等，發展迅速。甚且包括補給患者營養不可或缺的流質食物，也針對容易吞食、量少而高熱量方向努力。此外，對於完全無法進食的病患則開發靜脈或腸內注射方法，利用細小的導管，將必要的營養物質注入患者體內。

不論是相關器材的材質、技術、構想等各方面都有長足進步，因此手術中或是手術後一個月內死亡的病例大幅減少。

那麼手術後的生存機率又如何呢？

以食道癌為例，在六〇年代半數以上於手術後一年內死亡。以五年以上者為基準時，存活率則只有一成左右，也就是十人中只有一人存活，結果相當令人黯然。

其主因在於癌症復發，這也正是癌症最可怕之處。

即使手術成功，順利出院，但是三個月、六個月或是一年後患者終究還是會再回到醫院。

為何會復發呢？

這主要是因為肉眼可見的癌巢雖然已經割除，但是無法以肉眼捕捉的癌細胞事實上仍殘存體內，形成非治療切除所導致。即使判斷癌症患部已經完全切除，但是手術後的組織切片檢查結果仍是「切斷面陽性」，換言之，切斷面仍存在癌細胞，或是癌塊附近的淋巴結受到感染，經由血液循環而移轉。

當然身為執刀的外科醫師，最大的心願仍在於完全將肉眼可見的癌細胞完全加以割除。但是我們不得不承認就在近二十年前為止，的確過度低估了癌細胞的威力。能夠完全清除肉眼可見的癌細胞，也不能不說是功德一件，但是如果手術結果為斷面陽性，因而再度復發，或是淋巴結所引起的移轉性復發，這令醫學界不得不重新認識到癌症擴散狀況的個異性。

癌細胞一旦有所殘留必定會導致復發，因此「癌細胞的割除不能絲毫有所遺漏」，這項經驗使得我們外科醫師和癌症的抗爭進入一項新的局面。

由於手術本身的安全性已經提高，因此今後抗癌的努力目標在於防止癌症復發，極力提高癌症治癒率，也就是進入所謂的「追求徹底根治的時代」。

斬草除根

為達到徹底根治的目標，一九三〇年代以後所考慮的治療方案為「擴大手術」的方案。如果癌細胞已經擴散到癌巢四周，那麼便一併予以割除。如果直接浸潤，那麼便將該器官完全摘除。而如果是經由淋巴結移轉，那麼便擴大割除周圍淋巴節的範圍，這便是這項手術構想的主要理念。

這種手術既然稱之為擴大，那麼對於患者或是醫師，是否都可說是一項「激烈的手術」？以胃癌為例，當然根據癌症的擴展程度有所不同，但是基本上以往可能只做局部切除手術的病例，也可能改為將胃部完全摘除，以期能完全剷除癌細胞。而如果是以往需要摘除胃部的手術，則進一步擴及鄰近的大網、小網、肝臟、胰臟、脾臟、結腸等都一併予以割除。有時甚且會擴及周圍的血管、淋巴節等。尤其是淋巴節部分，依據距離癌巢的遠近區分為第一群、第二群、第三群、第四群。如果有移轉至第一群的跡象，則摘除範圍須包括第二群，若認為可能移轉至第二群，則包括第三群在內都需予以摘除。

總而言之，即使肉眼看似正常，只要判斷癌細胞可能擴及，便需完全予以根除，這便是這項手術理念的重點。但是病患本身的安全仍為大前提，因此切除的範圍便有所限制。不過經由一連串的臨床實驗，以往認為不可思議的大手術仍然有存活的機會。

同時為配合這項手術的實施，其他相關領域也不斷進行各種研究、開發。麻醉技術自不在話下，包括手術前、手術後控制呼吸的機器以及相關控制方法、輸液技術及營養補給等，各種領域都有長足的進步。

這項擴大手術尚未完全普遍之際，曾發生以下這麼一段小插曲。一位五十幾歲的上班族就近在某醫院接受胃癌手術之後，又來向我求診。原來是該醫院的執刀醫師在開刀後發現癌細胞已經擴及肝臟和附近的淋巴節，因此立刻停止手術並予以縫合。原因就在於該醫院尚未進行過擴大手術。

在臨出院之際，主治醫師熬不過患者的再三追問，終於道出只開刀而未進行切除手術的原因。

而我根據患者帶來的資料研判，只要進行擴大手術，應該可以切除癌細胞。結果除整個胃部之外，同時將肝臟、網膜、食道、胰臟、腸等器官的一部份都予以切除。整個手術耗時約四個多小時，手術經過良好，約二個月之後便康復出院。

每年來自患者的賀卡逐年增加，對醫師而言這不僅是最大的安慰，同時也有一股難以言喻的成就感。

胃、大腸或食道等消化器官的癌症，擴大手術日益普及。但是對於膽道、胰臟等實質器官而言，進行擴大手術仍有許多困難。這主要是由於肝動脈或門脈等重要血管和神經與這些器官緊密相鄰所致。

一九七三年在美國佛特那博士的研究之下，相關血管問題終於獲得解決，也因此胰臟癌的擴大手術得以順利完成。根據這項手術報告顯示，除整個胰臟和膽道、膽囊、十二指腸、空腸、胃的部分組織可以予以切除之外，門脈，有時甚且包括動脈或神經在內都加以割除。

「嗯，這樣還活得成嗎？」

連一向提倡擴大手術並遵行不諱的我，對這樣徹底的摘除手術也不免感到懷疑。

當時日本的胰臟癌臨床手術當中，沒有一位患者能存活三年以上。而死因都是由於癌細胞侵入門脈或神經，以致擴及肝臟乃至全身所致。事實上在我執刀的病例當中，除一位存活三年以上的特例之外，其餘多半都在一年之內復發身亡，效果非常不理想。

一九七八年我們也開始針對胰臟癌進行擴大手術。雖然事前有萬全的準備，但是切除門脈再予以重建的手術終究是已經超越消化器官外科的範疇，因為涉及血管外科手術，困難度可想而知，因此真有如臨深淵、如履薄冰之感。「好，開始！」一聲令下，手術室霎時宛如一片戰場。由於必須阻斷通往肝臟的重要血管，因此時間便成為手術成敗的關鍵。

「手術刀！快！」

「門脈，阻斷。」

「過了幾分了？」

「別拖拖拉拉的！」

經常會不知不覺中便焦慮的怒罵起來。想必當時音量也都比往常提高許多吧！一旦手術順利完成，便全身虛脫地倒在沙發裡。

往後有關胰臟癌的擴大手術病例日益增多。結果，以往幾乎無法存活三年以上的狀況終於有所突破，雖然增加的速度不是很快，但是三年乃至存活超過五年以上的病例也都陸續出現。這些患者所接受的擴大手術範圍包括門脈，因此才得以徹底剷除癌細胞。

擴大手術的意義和極限

之所以向高難度的擴大手術挑戰，主要是為了預防癌症復發，達到根治的目標。那麼就成果而言是否真如所願呢？老實說，答案是肯定但同時也是否定的。

就數據而言，和過去標準化手術相比之下，存活五年以上的患者人數確實增加了。在移轉性癌症當中，經擴大手術後存活達五年以上者，食道癌方面增加一〇%，而胃癌則增加了一五%。但是如果完全就移轉性癌症來而言，成效則只提升了一%而已，令人有些沮喪。但是儘管就整體而言只增加一%，但是對該名患者而言，成功率則是不折不扣的一〇〇%，而我們外科醫師的期望也就在此。

胰臟癌一向被認為是最棘手的疾病，尤其當癌細胞已經蔓延至重要的血管時，即使進行擴大手術，仍然沒有存活達三年以上的前例。不過儘管為數仍然有限，但是經由擴大手術而得以存活的病例確實存在，卻是不爭的事實，這對於多數的患者而言不異是希望的曙光。

就在這種信念的鼓舞之下，積極地投入擴大手術的研究。但是在此同時，接受擴大手術後，患者仍需接受艱苦的病痛折磨，而這也是仍有待克服的重要課題。

胃癌和大腸癌的患者在接受擴大手術後，生活的品質不會受到太大的影響。但是食道癌方面，由於聲音沙啞、呼吸障礙等問題，往往需要較多的時間才能重新恢復生活步調。

尤其是胰臟癌手術後復原仍有一段艱難路程。不僅是周圍的器官或是門脈而已，因為切除範圍可能及於胰臟後方的神經組織，因此對於患者的身體造成極大的負擔。

由於周圍神經的根除，因而有嚴重的下痢症狀。自手術中便開始出現下痢現象，及至手術縫合完畢器官功能恢復，下痢的症狀仍會持續不斷，造成患者營養嚴重失調。

基於種種後遺症的考量，實施擴大手術應該謹慎，同時必須審慎考慮適應範圍。

就我們外科手術醫師的立場而言，即使手術後的歷程異常艱難，但是只要得知患者的癌症已經痊癒，仍會積極地鼓勵患者再接再勵。同時，隨著時間的流逝，患者也會逐漸適應新的生活形態，因此只要癌症不再復發，精神狀況良好，那麼擴大手術的目的便算達成。因為在過去要完全避免癌症復發彷彿是遙不可及的夢想，就算將腹部的器官完全掏遍，徹底地清理各器官或組織，但是癌細胞仍會再度侵蝕身體。

選擇擴大手術原本是為延續患者的生命，但是卻因此破壞患者原有正常的生活，甚且最後仍無法自癌症病魔手中挽救性命，因此選或不選，可謂進退維谷。使患者生命得以延續，或是優先考量手術後的生活品質，何者對患者才是真正的幸福呢？這個問題非常值得深思。

醫學界有所謂「適行研究」的專門用語。意思代表回顧過去的經驗並加以分析，以作為取決未來的依據。一九八六年我也以自己的方式開始嘗試進行「適行研究」。研究重點包括「追求根本治療的極限應該如何定位？」、「何種程度的根本治療才能真正為患者帶來幸福？」。

真理總是隨著時間經常在改變。在此前不久，擴大手術才被視為是治療惡性疾病——癌症的不得已選擇，並且這也在患者和醫師之間普遍形成共識，但是曾幾何時其意義又開始受到質疑。

個人價值觀的考量

此後一般的觀念傾向於針對每位患者不同的症狀以及尊重個人的意願，以選擇適當的治療方法，而這正是一九八〇年代延續至今日——「考慮合理化手術的時代」理念的開端。由於癌症擴展範圍以及嚴重程度各異，因此發展出許多不同的治療方法，因而更助長這項觀念的形成。

另一主要因素則歸功於癌症的早期發現。由於這項劃時代的突破使得患者只需要在患部周圍作局部切除便可，因此不僅不需要以往的擴大手術，甚且有不需影響淋巴節的所謂「縮小手術」的病例也逐漸增多。更具突破性的是名為「非手術性的治療方法」的問世，其中包括內視鏡切除、雷射光電燒療法等。

就連移轉性癌症在內也可針對其擴展程度，自各種治療法當中精選最適當的方法。更進一步地說，目前的時代潮流是，死神當前時更應該冷靜地思考因應對策。

目前世界各國無不積極地召開各種學術會議，針對癌症手術的直接成果、長期的存活率、手術後的復原、生活品質等進行熱烈的討論。

同時不僅是外科手術而已，包括內科以及放射線等舉凡和癌症治療相關的領域，其治療品質都重新受到質疑。

也因此能夠針對每一位癌症患者，在大家集思廣益之下，就一切的可能性分別予以探討之後才下決定。當然最重要的是，一位患者不能同時施以兩種不同的治療方針，必須從所有的可能性當中，選擇出最合適的治療方向。

至於有關消化器官癌症方面則是依據下述的方法以取決治療方針：

如果是癌症初期，從上述的非手術性治療法至開刀手術等，治療方法相當多種，只要選擇的方法能夠達到徹底治療，患者的存活率幾乎達到百分之百。因此，在決定治療方法時需將罹患部位、病情乃至全身狀態以及家人、患者的社會關係等一併列入考量後，盡早進行根治。

如果是移轉性癌症，而存活率又可能達到八成時，那麼即使會對患者身體造成相當大的負擔，我們仍希望患者接受擴大手術的治療。但是在此階段的患者卻可能因為不願再承受手術痛苦的折磨，因而拒絕。就醫師的立場而言，當然只有極力勸導，但是往往這些患者多數都仍不知道本身已經罹患癌症，因此言詞之間不得不小心翼翼，可謂煞費苦心。

當然，任何一個人都不願意手術刀刺進自己的身體，因此無不儘量避免接受手術。患者的心情，身為醫師的我們當然能夠充分了解，但是，明知治癒的機率很高，又怎忍心眼見患者因拒絕手術而死亡？這或許是因為我曾眼見太多的患者雖然對人世仍有很大的眷戀，卻不得不接受死神徵召，因此總希望盡最大能力挽回。

在此舉一我親身遭遇的例子。我今年高齡九十二歲的老母親就曾經接受過兩次膽囊手術。第二次手術時母親已經超過八十歲，因此為說服她老人家接受手術，著實煞費周章。即使目前母親的身體相當健康，但是仍會說「讓我自然的離開人世吧！……」「以後別想再讓我動手術！」，真是人子難為。

話說回頭，相對的如果生存機率極低時，通常不主張實施擴大手術。一般而言會勸導患者接受我們稱之為姑息手術或延命手術的治療。例如，當胃或腸因癌細胞作祟引發狹窄現象時，便為病患接上疏通管道，以免飲食、排泄等問題引起日常生活的不便。當然這種治療方法只是權宜之計，癌細胞本身並沒有剷除，因此遺憾的是半年或一年之內，便會受到死神的眷顧。

最棘手的就在於手術成功率只有五〇％，或是更低的患者。毫無疑問的，任何人都渴望健康而長壽。而這類的患者如果沒有手術治療的話，幾乎都難免一死，但是如果接受手術，即使手術本身的危險性完全得以克服，病人的存活率仍只有一半而已。不僅如此，往往還會因為手術的後遺症造成生活的諸多不便，而即使患者本身能夠承受這些磨難，但是終究未必能完全脫離死亡的陰影。

而且即使引用統計數據也仍然無法令人完全釋懷。即便成功率為九九％，但是誰也無法保證那唯一的一％不會落到自己頭上，更何況成功率只有五成。在此情況之下，就已經不再是是第三者所可以判斷的問題。因為事關當事人的生死，因此實在不容第三者輕易置喙。

更極端的例子發生在一位直腸癌的患者身上。因病情判斷而摘除病人骨盤內全部的器官。該名男性患者正值壯年，由於癌細胞嚴重蔓延，其他的醫院都拒絕為其手術，同時宣告只剩三個月的時間。從轉診到我手中的病歷也可清楚得知病情的危急狀況。經向患者本身以及家屬說明之後，他們一致認為即使希望微渺，與其等待死亡不如下最後的賭注。

這真可謂是孤注一擲的選擇。當然一切的抉擇就在於當事者的價值觀和生命觀。即使存活率低，手術本身也極危險，但是與其無助的等候死神召喚，仍願意接受挑戰。

結果，除原先發病部位的直腸之外，膀胱、攝護腺、尾骨尿道等骨盤內所有的器官完全予以摘除。總計耗時八小時，手術規模不可謂不大。而手術後就在左腹加上人工肛門，右腹接上人工膀胱以取代原有的器官。

住院三個月後患者回家自行療養，但是出院後三個月患者依然離開了人世。這半年之間，對患者本身以及照顧的家屬而言，無疑都是一段充滿血淚的歷程。但是孰善孰惡，我認為除當事者之外，絕不是我們外人所可論斷的。

在此情況之下，如果家屬不希望病人本身知道病情時，就只有由其家屬做決斷。但如果病人本身熱切希望了解，或是已經明白自己的病情時，便可和本人直接商量。經過充分溝通之後，即使成功率極低，接受或不接受，患者自然會有不同的決斷。

如果患者本身體能足以承受手術的負擔，而本身又有此希望時，身為外科醫師，我自然是傾全力執刀。雖然成功率只有五〇％，但是手術的過程卻是絕對的全力以赴。患者的求生慾望再加上我的治療技術，共同向癌症病魔挑戰。

基於科學的觀點，或許有人會批判這種不顧統計數據的手術方式吧？但是，所謂的醫療行為絕非統計數據所能完全詮釋的，因為其背後有著所謂人和人邂逅的因緣。

正因為如此，透過和患者間種種形態的邂逅和別離，因而推動了抗癌技術的發展。

第三章　外科醫師的培育

艱苛的實習醫師生涯

平常我就經常跟醫院的同仁這麼說：

「總歸一句話就是經驗，要確實完成醫療工作，經驗勝於一切。」

「癌症手術可謂一戰決勝負！若要避免失敗，就需要經常觀摩他人的手術。」

然後最後的結語總是，

「年輕人，好好鍛鍊自己的體魄吧！」

我是土生土長的茨城縣人，嗓門天生就大，因此初次見面的年輕醫師，想必都有受到震撼的感覺吧。

若要使眼前的病患免於痛苦的折磨，醫師的經驗和體力是勝負的關鍵所在。「不折不撓，始終盡最大的努力」，這就是我擔任臨床醫師多年來一直秉持的信念。

目前在本醫院中，大學剛畢業的年輕實習醫師大約有十名左右。他們經常嘲諷自己是「7 eleven」，的確就像便利商店一般，他們的工作經常是從清晨的七點持續到深夜的十一點。同時如果有重病患者時，一旦當駐院值班，那更是連睡眠時間都被剝奪了。

在真正能夠完全獨立作業之前，他們必須在這大學附屬醫院度過六年的實習生涯。當然實習過程當中，總少不得接受教授、副教授、前輩醫師、護士等的指導。但是其中最重要的導師莫過於患者吧？每天在和患者接觸之中，不斷的學習與成長。這麼一說不免有人要抗議道：「所以，如果到大學附屬醫院去，簡直就成了教學的白老鼠！」

這完全是一項誤會，因此以下特別澄清。

醫學院畢業通過國家醫師考試資格之後，義務之一便是必須在某處醫院實習兩年。換句話說，不經過實習的階段就不能夠正式開業。因此新出爐的醫師便經由母校的介紹，或依個人意願，選擇到各大學附屬醫院或是公、私立醫院實習。因此並非只有大學附屬醫院才有實習醫師。

醫學院學生在學期間必須學習全部醫學相關課程，因此畢業後當然無法要求他們在門診或手術時能夠立刻進入狀況。如果我是患者當然不希望給這樣的醫師治療，想必各位的心情也一樣。因此才會要求他們利用實習階段向前輩醫師學習臨床經驗。

實習醫師的研修課程依各大學或醫院的安排而不同。東京女子醫科大學安排的是六年的實習課程，而不是政府所規定的兩年的義務期間而已。一旦修完六年實習課程之後，東京女子醫科大學會另外頒給「醫療練士」的資格。

此外，本醫院的課程則安排如下：最初的兩年不僅是外科病房而已，包括放射線科、內視鏡科、超音波部門、病理部門等在內，分別安排輪流實習。主要是讓新出爐的醫師接受消化器官疾病的診斷和外科治療的初期訓練。第三年則是麻醉科的課程。之後約一年半的時間則分別安排到各相關醫院去研修。藉此讓實習醫師除大學附屬醫院以外也能接受其他醫療單位的臨床訓練。第五年、第六年則又會到院方繼續受訓。

選擇到消化器官外科的實習醫師，從報到當日開始就會嘗到焦頭爛額的忙碌滋味。就外科的本質而言，患者突然出現緊急狀況的現象根本就是家常便飯。由於狀況都是燃眉之急，絲毫沒有推拖的餘地。

實習醫師跟著前輩，每日有作不完的手術檢查，以及手術助理工作。此外手術後的處理當然也是責無旁貸。偶然的機會下，和某大學附屬醫院比較消化器官外科手術資料，才赫然發現原來本東京女子醫科大學的案例高達五倍左右，連我本人都感到相當吃驚。

首次和在生死關頭間徘徊的病患並肩作戰，心頭的負擔真是不可言喻，因此眼見不出一個月的時間，多數的實習醫師都消瘦許多。

在充分的心理準備之下，每年約有十位全國各醫學院新出爐的醫師到此實習。雖說是十名，事實上去年到本單位要求實習的醫師原先有十二位，就在實習剛過一個月左右時，訝異的是有兩位要求請辭。

「工作時間遠超過想像。」

「感覺上和自己的個性不和，……」

這就是他們辭退的理由。在面試時便清楚的說明，外科的特質便是時間長，而且體力上也要有相當的覺悟……，這便是外科所需面對的現實。

院長的意見是盡可能地挽留他們，但是我卻二話不說的接受了。因為沒有破釜沈舟之志的人終究無法持久。如果缺乏毅力、求知慾，以及熱情，畢竟無法成為一個好的外科醫師，為病人解除痛苦。

目前最受矚目的莫過於縮短勞動時間、改善工作環境的話題。在此之際討論外科醫師的工作狀況，或許會令人有開倒車的感覺。但是無論如何，病魔是不會等待的。發病的時間並不限於朝九晚五，而周六、周日又何嘗不是呢？包括醫師在內，所有從事醫護的人員就在這種工作條件下奮鬥至今。

應接不暇的資格鑑定

滿四年，第五年正式成為外科醫師後，便有資格接受由外科學會所主辦「認定醫師」的考試。任何一個人都可以加入外科學會，但是若要成為該會的認定醫師，便需要具有考試資格，同時需通過考試。既然要自稱是一位外科醫師，最起碼的條件便是需要具備這項認定醫師的資格。

但是即使擁有這項認定資格，是否就代表是一位優秀的外科醫師呢？很遺憾的，答案是未必盡然。因為這項考試的合格率高達九九％。或句話說，幾乎所有應試者都會合格。但是，擔任該項考試主考官的我，卻不只一次判定應試者不合格。考試是採口試方式。

某一年的口試中，我向一位應試者提出以下的問題：

「針對腸閉塞的患者，應該如何處置？」

「馬上進行緊急手術。」

「咦！立刻動手術？你現在實習的醫院會立刻為病人動手術嗎？」

「是的。」

「但是當腸閉塞時，只要從口裡通入導管，將裡面的阻塞物取出不就得了嗎？」

「……」

「是不是沒看過導管？」

「是的。」

「笨蛋！」

以上便是當初的對話內容。所謂腸塞閉專用管是一條細長的導管，當腸閉塞時可用以將阻塞在消化器官的異物抽取出來。面對腸閉塞的患者時，這已經成為優先選擇的治療方法，同時在消化器官的醫師之間也已經形成一種共識。

因此，當場我就判定該名考生不合格。及格率高達九九％的考試當中竟然遭到淘汰，想必相當沮喪吧。這個消息很快便在外科醫師之間流傳開來。由於最後還送上一句「笨蛋」，因此多數人都相當同情該名考生的處境。

之後剛巧有次機會和該考生的指導教授見面，這位教授談道：

「啊，這學生到鄉下的小醫院實習，所以才不知道腸閉塞專用管……。」

極力想為該學生辯護。但是，既然矢志成為一個外科醫師，對於已經成為一般常識的治療方法也不清楚，當然不可原諒。

當第二年再度舉行認定考試時，

「好，下一位。……」

進來的竟然又是這位學生。我當時著實吃了一驚，想必他本人也是十分意外吧？所幸這次他得以順利過關，這不僅是他本人，就連身為主考官的我也覺得如釋重擔。

之後，聽說他繼續留在研究所攻讀醫學博士的學位。即使不實際參與外科治療，只要以動物實驗撰寫論文並通過後，依然可以獲得醫學博士的資格。的確，未必只有操刀動手術和病人接觸才是所謂的醫學。只要能在該領域中鑽研，對外科醫學有所貢獻，仍然是功不可沒。但是，這位學生逐漸規避外科臨床手術，而又一心想成為消化器官外科的醫學博士，對此我不禁感到一絲不安，想必也有人與我同感吧。

醫學博士是否是名醫

取得外科學會認定醫師資格之後兩年，另有一項由消化器官外科學會的認定醫師資格考試。這主要是針對外科中之消化器官外科給予專科資格認定。這項考試也幾乎所有的應考者都能合格。往後再累積四年的經驗，也就是專心從事消化器官外科工作達十一年以上便可接受一項「專門醫師」的資格考試。

要接受這項專門醫師的考試，則最少必須提出六篇學術論文，以及種種臨床報告。因此應考人數和認定醫師考試比較之下，遽然減少許多。此外，考試項目包括筆試和口試兩項，日常擔任外科醫師的工作成果此時便會面臨最大的考驗。這項考試的合格率大約是七成，因此淘汰率也不算低。目前擁有消化器官外科專科醫師資格的人數，在日本全國仍不超過二〇〇人。

那麼擁有這項資格後又有何具體的改變呢?事實上資格的取得也不能保證個人收入增加，或是職位能夠提升。這項資格鑑定的終極目的乃在於獎勵醫學技術的提升，促使更多的醫師提高自覺，努力鑽研醫術，以挽救更多的患者，同時也希望借此有助於學會整體醫德的提振。

最近，認定醫師和專門醫師的制度已經在日本國內普遍獲得共識。除此之外，可追溯至明治時代的「醫學博士」資格，想必各位也都非常熟悉。完成大學醫學院的學業之後就可獲得醫學士的資格，相對地，如果繼續向上鑽研的話，便有機會獲得醫學博士的學位。但是基本上其資格認定標準並不在於是否具有診斷患者的能力。即使論文的內容和臨床風馬牛不相及，仍然可以獲得醫學博士的資格。因此，即使擁有醫學博士的資格，並且標榜為外科，但是並不意味者這位醫師具有充分的手術經驗。

我原本認為外科醫師的主要任務便是手執手術刀為病人減輕痛苦，但是，事實上即使沒有臨床的手術經驗，只要收集足夠動物實驗的資料完成論文，便能取得外科醫學博士的資格。當然，這些動物實驗對於醫學的進步的確也是功不可沒。但是沒有實際臨床經驗的外科醫學博士，有朝一日成為某醫院的院長，或是大學附屬醫院的教授時，結果又會如何呢？

事實上就是因為有慘痛的前例才會令人如此憂心忡忡。潛心研究的醫師和從事臨床手術的醫師之間有所差異，這早已是不爭的事實。外科手術病房每日無不充滿著等待手術治療的患者，而無法執刀的院長和教授又如何完成醫療服務呢？同時，當然也無法培育優秀的後起之秀。

取得博士學位，固然是一位優秀的學者，但是未必能保證其臨床技術。醫學當然也是一門學問，但是唯獨在醫療的領域中，絕對不可輕忽臨床經驗的重要性。

一般即使是普通疾病也希望獲得優秀醫師的醫療照顧，更何況是攸關存活的手術治療。因此事前應該儘量透過熟悉的醫師，或是向過來人打聽該外科醫師的素質，了解其受訓練過程等，並收集相關資訊才能獲得最佳保障。

在職進修的重要性

毫無疑問的，對患者而言只要能夠為其解除病痛的便是一流的醫師。那麼，若要治癒病人的疾病，醫師必須具備什麼樣的素質呢？

「這雙手看來有些粗糙又這麼大，沒想到這麼靈巧……。」

某天一位患者盯著我的手，這麼喃喃自語著。此外，一位醫學院學生的母親也曾徵詢我的意見說道：

「醫師，我兒子的手相當靈巧，應該適合外科吧？……」

除此之外還有很多類似的話題。但是事實上我的手並非特別靈巧。反倒是如果套句家人常說的話便是，我在日常生活中屬於非常拙笨的族群。

就成為外科醫師的資質而言，我認為應該和手指是否靈活沒有太大的關係。我們醫院的成員間經常有以下的對話：

「穩健踏實的實踐能力。」

「判斷力、洞察力。」

「具有充分的衍伸能力，能夠將經驗以一當十。」

要成為一個外科醫師最重要的就是常常要有上述的自覺，並全力以赴。此外，另外一個重要的資質便是，「具有旺盛的精力，能經常保持輕度亢奮的狀態。」

這項素質也是不容忽視的。一般而言病患的精神狀態都不是很穩定，如果醫師的精神狀況也不安定的話，便難以掌握全局。開朗的神情正是從事治療工作時不可或缺的要素，因此，我認為與其個性陰沈，不如個性開朗，經常能保持輕微的亢奮狀態的醫師更有助於患者。而事實上我聽說，目前醫學院的入學面試中，個性已經被納入重要的參考依據。

那麼，醫師在年輕時代多累積手術經驗，將來就必定能成為優秀的外科醫師嗎？其實也未必盡然。

「總是沒有機會在手術台前執刀，所以技術一直沒有什麼長進。」

曾經有位新進的醫師對我如此抱怨。

「這是什麼話！光是自己動手術也算不得什麼經驗！」想必當時那學生一定挨了我一頓好罵。三十年前我剛進大學附屬醫院時，當時主刀的不是教授便是副教授。我們這些菜鳥在六年之間執刀的次數總共不到十次。但是相對的，我們對於執刀的前輩醫師的一舉手一投足可都是瞪大了眼睛，絲毫沒有遺漏。手術既然是一種技術，在這種師徒相傳的制度之下，唯有多用心才能偷得真正的絕活。同時，每看過一場手術之後，伙伴間一定會彼此熱烈討論，彼此琢磨。

初學乍練的階段，最重要的就是要設定學習目標，然後拼命地鑽研。等到學而有成時，必定能夠以自己累積的功力將這些經驗發揮到極致。在一連串的努力之後終將進入純熟的階段，此時的任務便是將自己多年的成果予以宣揚。但是遺憾的是，當進入技術純熟階段時往往已經體衰眼花，真正輝煌的時期未免太短。不僅是外科醫師而已，這大概是人類共通的宿命吧！無論如何，就身為外科醫師而言，不論理論多麼高超，如果無法以自己的技術為眼前的病患解除痛苦，便毫無價值可言。

因此，在初學階段，直接執刀未必是最好的學習途徑。只要是外科醫師任何一個人都有直接為患者開刀的首度經驗，而此時當然需要有經驗豐富的前輩醫師在旁指導。只是在時機成熟之前，經常吸取前輩醫師的醫療技術，這絕對是最珍貴的經驗。針對這位患者採取什麼手術，這種病例的處理方法為何等，即使不親手執刀，仍有非常多值得學習的地方。

而其實在附屬醫院也有很多擔任助手參與手術的機會，同時根據相關資料也會經常針對治療法召開檢討會。我所服務的單位每週便固定召開一次檢討會，時間多半是早上七點左右，也就是門診或是巡診開始之前。這些相關檢討會也經常會有其他附屬醫院的醫師自己要求參與。當然一般醫院的醫師有時會申請加入。

相對的，本單位的醫師也會出席其他大學的相關檢討會，或是要求手術觀摩，以琢磨自己的技術。但是曾經有位本單位的醫師要求觀摩其他大學教授的手術現場時，我卻加以否決。這位大學教授以執刀技術精湛而聞名，而這位要求觀摩的醫師，即感到相當不服，對他我是這麼說的：

「現在去觀摩也是枉然。東看看西瞧瞧之間整個手術過程就結束了，不如多下點功夫，養足觀察能力，知道怎麼觀察重點之後再去也不遲。」

不知道這番話是否聽進他的耳朵。經常有人前來觀摩我的手術，因此對我而言，上述一番話可真是有感而發。如果是略有經驗的醫師前來觀摩，隨後幾乎可說每次必然會有熱烈的問答場面。為何會如此下刀以及縫合，判斷的根據為何等，在場的觀摩醫師必定會提出許多實務性的問題。唯有如此觀摩才有意義。如果經驗不足便要求觀摩，既無法提出質詢，結果只是走馬看花草草了結。

因此，若要培養優異的外科技術，在琢磨自我的能力的同時，還要常常自我提醒多方吸收，唯有如此才能自我成長。

有一次，當學會發表會結束之後，某位教授曾經對我這麼說，「羽田醫師，真是傷腦筋啊！今天你所發表的手術法唯有你的獨特技術才能完成，如果要求每位醫師都要做到，這可就難嘍！」

當下我便如此反駁：

「哪有這回事？本附屬醫院的醫師只要具有七年以上經驗者，每個人都有能力執行這項手術。」

就臨床醫師而言，最重要的使命之一便是學後教育，也就是如何將治療方法向外界發表。至少就外科技術而言，絕不可局限於某位醫師獨門的特殊技術。每一項外科技術都必須公開給業界，達到全國普及，如此才稱得上是優秀的外科技術。

同時如果缺乏公開相關技術的精神，自然也就無法培育優秀的外科醫師。這項觀念推行之初，即使看似非常困難，但是為建立一個可供後進慢慢研習技術的教育體制，卻是在所必行。

對於現行的醫師資格制度，即使我本身擔任主考官的工作，仍覺得有許多缺失，而且不斷要求其改善。但是，這種全國性的制度即使要改革，想必也需要耗費相當長的時間。因此在本醫院任職的成員當然都是醫療練士，而且不僅都具有外科學會認定醫師的資格，同時個個也都矢志取得消化器官外科的認定醫師、專門醫師、醫學博士等資格。他們每天從早到晚要面對應接不暇的病患，夜闌人靜時又要開始為專門醫師或醫學博士的資格而挑燈夜戰。然而就現況而言，取得專門醫師或醫學博士的資格需要相關論文以及長時間的研究，而時間無不是最大的障礙，也因此本醫院的成員取得資格的大約只有一半而已。

如何跨出第一步

目前我以消化器官外科醫師的資格，專門從事癌症治療工作。其中特別針對胰臟、膽道有關的多種病症進行研究。即使只是單一領域，只要能夠深入，從中往往會有新的發現，並且得以提升技術，獲益良多。

不過能夠到今天的地步，事實上拜許多經歷所賜。這些經驗有形無形地在我的醫療生涯中發揮相當大的效果。

就這個觀點看來，一九六八年廢止實習醫師制度實在是件令人惋惜的事情。當時的制度規定醫學院畢業後一年以內必須以實習醫師的身份到各科實習研修。現在回想起來，那段實習階段對我而言可謂意義非凡。

當時我被安排到日本東北地方的某醫院，擔任內科實習醫師。那時有一位患者經診斷為脊髓炎，已經住院數個月。而一種名為土黴素的藥物對於脊髓炎最具療效，因此經內科主任的指示，我每日為他注射，但是病人始終都沒有起色。日復一日，在每天不斷觀察這位患者的狀況之中，我突然心生疑問。因為這位患者即使支著拐杖仍然是雙腳緊繃，寸步難行。

我的疑問非常單純，那便是，為何這位患者腳部痲痺的狀況和其他脊髓炎患者不同？因此我便到圖書室遍翻幾本醫學專書，結果發現，就其症狀判斷這位患者應該是罹患脊髓腫瘤，而且每次診察我便更肯定自己的看法。那麼應該如何處置呢？當時確實感到相當困惑。因為我既是新手又是個實習醫師，包括內科主任在內個個都是前輩醫師，要對他們的診斷提出質疑，這需要相當大的覺悟。最後終於下定決心向內科主任報告，不過出乎意料之外的，主任二話不說地，「立刻準備做造影檢查。」

沒多久，院長、外科主任、內科主任以及兩位前輩醫師都會集到X光室。一般除非會議需要，否則很難使這些大頭同聚一堂。患者也察覺到和平常的情況不同，只是緊張的保持緘默。而我可是如何都無法保持平靜，「如果判斷錯誤可就慘了」，在病房的一角感到焦慮難耐。心臟砰然做響的情景至今記憶猶新。

最後終於由外科主任將造影劑透過針管注入脊髓。霎時間，所有在場的眼光全都集中在螢幕上。「啊！看到陰影了！」，我差點沒有當場驚呼出聲。只是短短幾分鐘，但是卻感到十分的漫長。每一個人都一言不發，只是任緊張的氣氛在沈默中流過。

終於隨著電燈開啟的聲音，X光室才恢復一片光明。

「沒錯，脊髓是長了腫瘤。」

院長終於打破長長的沈默，一語引發了導火線。

「這可是外科的責任哦！」

接著，內科主任立刻答腔。「還好……」，瞬間心中的感受與其說是高興，不如說是放下心中一塊石頭。當時緊張的臉上擠不出一絲笑容。

之後，順利完成腫瘤切除手術，那位患者終於精神奕奕的自行步出醫院。在醫院的玄關目送這位病患離去時，不禁感到自己終於踏出醫師的第一步，當時真是百感交集。同時也深刻的體認到唯有患者才是醫師的教科書。經由這次經驗我得到一個很大的啟示，便是不可盲目地依循既有的診斷，必須用自己的雙眼現場親自觀察、思考、察證等，這是身為醫師絕對必要的認知。

同時，對於上自院長、內科主任、外科主任到前輩醫師能夠正視並聽取我這新手的意見，這份氣度也令我深受感動。

一位醫師在怎樣的環境中踏出他醫師生涯的第一步，這對於他往後的成長過程具有非常深遠的影響，這也算是我自己親身的體認。

患者相繼過世

我在千葉大學附設醫院任職六年，期間一直擔任消化器官外科醫師的工作，之後轉往大阪市內的某所醫院服務。

千葉大學附設醫院在職六年直到離開前，我從不曾親身為食道癌動手術。不過倒有擔任助理從旁協助教授進行手術，從而學習觀摩的經驗。食道癌在消化器官相關疾病當中可謂最棘手的手術。由於往後在新的任職醫院仍舊擔任消化器官外科醫師之職，因此臨行前特要求教授給我一次為食道癌執刀的機會，然後才安心到新職上任。

但是到職之後，根本無暇顧及食道癌手術，光是應對各種傷患之中便累積了許多意想不到的經驗。

我新上任的醫院是大阪市內屈指可數的急救醫院。當時正值昭和三〇年代，也就是汽車逐漸步入普及的階段，因此交通事故特別多，救護車經常會載來車禍意外的傷患。

骨折外傷或是內臟受傷等還不成問題，最令人擔心的是頭部受創的傷患。這些傷患送抵時往往已經失去意識，入院後呼吸狀況逐漸惡化，雖然緊急切開氣管進行人工呼吸，但是依舊無法挽回傷者的性命。這種令我們急救人員扼腕的經驗總是一再地重演著。

當時腦外科的專門醫師非常有限，因此只有自己鑽研腦外科的書籍，並且請求當時的一位腦外科權威同時也是京都大學的教授允許我見習一天，實際參觀手術現場。因交通事故而失去意識，而後不多久陷入呼吸停止狀態的傷患通常是頭蓋骨內出血所致。若是今日的醫療技術只要經由ＣＴ檢查立刻就能診斷出來，但是當時還只是舊式X光攝影的時代，難免捉襟見肘。當時的過程是，首先自頸動脈注入造影劑，經「一、二、三」發號後拍下X光片檢查後才發現出血已經凝固，並已形成血腫壓迫腦部。血腫逐漸變大進而壓迫呼吸中樞，引發呼吸不全而撒手人寰。

只要取出血塊傷患便能得救，也就是必須立刻進行腦部手術。只見習過一次，單憑記憶進行手術，因此根本就是如臨深淵，如履薄冰。當順利取出血塊，從傷患開始重新呼吸再到恢復意識，這段過程心中有如千斤重。之後在大約二年期間一共累積了六十五次這類的手術經驗。

現在，腦外科專門醫師非常充裕，當然不能想像由消化器官外科醫師為這類傷者執刀的景況。但是當時眼見一位位傷患在自己面前魂歸離恨天，當然沒有坐視的道理。「只要手術刀能夠挽救的性命決不放棄」，受到這份使命感的驅使，同時也因為當時年輕有勁，才能創下這些經驗。

第四章　慎選醫院是求生的第一步

如何閱讀X光片和病歷資料

癌症的病徵因人而異。換句話說，就如同人類外貌的特徵一般，癌症的症狀也是不一而足。橫向擴展、縱向深入、呈顆粒狀散布、上凸、下凹、或者是成扁平狀。而繁殖的速度也是有快有慢，難以盡數。此外病變的部位、大小也是因人而異。總之，就如同人類的臉部一樣，千變萬化。

癌症治療的第一步並不只是診斷出來而已，而是需要了解癌症的種類和蔓延的程度，這才是真正和癌抗爭的開端。

透過X光線或內視鏡發現癌細胞的存在，或是判斷癌症的種類、蔓延的程度等，這決不是件簡單的作業。

這就彷彿要在幾萬個人潮當中找出長相相似的人一般，相當困難。如果是特徵明顯，或是長得特別突出的人，那麼分辨作業自然較容易，但是如果特徵不明顯，也就是說長得大眾臉的人，當然就難以察覺他的存在了。

診斷癌症的情況也是一樣。和其他正常細胞相比，如果特徵明顯，或是具有相當的體積，自然容易診斷出來。但是如果和其他正常細胞雷同，或是特別小型時，那麼除非是個中老手的醫師，否則很難察覺。

因此不斷極力開發各種新的檢查技術和輔助機器，以期檢查診斷時能毫無遺漏。但是無論機器如何精密，就現階段而言，最終下決斷者仍在於醫師。

因此診斷醫師的經驗愈老到，準確性自然愈高，這是非常明確的判斷指標。而對於年輕資歷較淺的醫師而言，判斷的依據就在於這位年輕醫師是否有積極診斷的熱情，此外，是否可以自其他相關領域獲得輔助，進而組成醫療小組等，這些背後因素也是重要的判斷基準之一。

以下是一位胃潰瘍患者的例子。已經事隔多年，當時我還是醫學界的新手。這位患者因為上腹部感到疼痛，就近檢查判斷是胃潰瘍。但是幾經服藥仍然沒有好轉的跡象，病人感到不安，因此來掛門診。

經X光片初步診斷，的確可以在胃的入口處（噴門）看到非常典型的胃潰瘍徵候。然後再經過內視鏡和生化檢查，診斷結果依然認定是潰瘍現象。但是當我拿著X光片向其他的前輩醫師討教時，他指著X光片喃喃自語道：

「這個部位總覺得怪怪的……。」

就因為這句話我立刻再度接上內視鏡重新檢查。結果，這句「覺得怪怪的」果然一語道中。就在該醫師手指的部位發現一個直徑二公分，如假包換的癌巢。雖然癌細胞已經繁殖呈塊，但是由於部分脫落後在中心部位形成潰瘍現象，因而誤導X光和內視鏡做出良性的檢查報告。而生化檢驗的結果，也只是擬陰性，無法判斷為癌症。但是經過一段時日之後，原先的部位又長出癌塊來。這個例子便是多虧這位前輩醫師的洞察力，才得以及時挽救一場悲劇。

這位患者從有自覺症狀到診斷出來，整整耗了一年半的時間。但是應該還可說是不幸中的大幸吧！同時慶幸的是癌細胞擴展的速度較慢，因此經由手術治療後終於得以康復。二十六年後的今天，這位患者仍然在工作崗位上，精神奕奕地工作著。

重要的初期診療

所謂的醫療技術並不僅限於手術而已。對抗癌症，最重要的是「觀察入微的初期診療」。也就是如何能在早期及時發現才是成敗的關鍵所在。

當察覺身體不適時，一般人最初多會到內科求診吧。而經由內科醫師的檢查，如果能夠及時發現癌症，許多病例應該不至演變到難以收拾的地步。

以下是一位胰臟癌患者的例子。這位病患因為出現黃疸症狀，因此來門診求醫。詳細詢問之下得知，自半年前開始患者的腹部和背部疼痛劇烈，並且就近看過內科醫師。

當時診斷結果為急性胰臟炎。經血液檢查，澱粉酶數值極高，也經判斷為胰臟炎的病徵之一。因此經醫師建議，節制油炸食品及酒精類，同時在領取藥物後回家休養。

之後也還相安無事，但是半年後某天患者突然出現黃疸現象。

再度檢查結果證實已罹患胰臟癌。由於黃疸已經蔓延至膽管，因此引起膽管狹窄，而出現黃疸症狀。因此推測半年前的劇痛應該是癌細胞引發胰管狹窄，也就是癌細胞一時阻塞胰管所導致。

所謂的初期症狀只有單次性腹痛的現象也十分常見。這種症狀很可能被誤判為單純的食物中毒或胃痙攣。這個病例已經能將病因鎖定在胰臟，就這點而言，這位內科醫師的洞察能力已經相當值得稱許。

但是，連名為澱粉酶的胰臟酵素都已經列入檢查，並診斷為急性胰臟炎，為何不深入探究其背後的緣由呢？這位患者已經年過六十，既不酷好杯中物，也非特別偏好油炸食物，這樣的患者為何會罹患胰臟炎？問題就在於缺乏進一步探究病因的精神。胰臟炎經控制後，可以進一步透過ＣＴ或是胰管造影徹底追蹤病因，這整個觀念在目前已經非常普及。

各種疾病都可能透過疼痛向人體提出警告。而疼痛的背後到底隱藏著甚麼訊息？門診時徹底問明始末，包括患者的日常生活習慣在內，一併列入診斷依據，具有這種態度者才是患者在初期診斷時所最需要的所謂名醫。只是設法控制患者的疼痛，這種頭痛醫頭、腳痛醫腳的方法，遑論是癌症，根本就無法治癒任何一種疾病。

「劇烈疼痛」、「澱粉酶的數值極高」，有這兩種症狀的疾病除了癌症之外，還有膽結石、先天性胰臟畸形、外傷（腹部受到嚴重撞擊時可能傷及胰臟，但是本人往往誤以為只是撞傷，可能一週後才求醫的現象）等都是可能的病症。

不妨像玩聯想遊戲一般動動腦，思考一下症狀背後可能潛在的因素。即使不具有相關的專門知識，只要察覺「總覺得有些異常」，就可轉診給相關醫師徹底追究病因，我非常懇切地希望醫師在初期診斷時都能拿出這種精神來。

由於本校為女子專門醫科大學，因此總是期勉學生要「充分了解病患的心理，成為一位親切的女醫師」。但是我總是告誡他們，「做一個具有診斷、治療能力的醫師。表現親切的一面之前，先磨練本身的技術……。」

不開不知道

儘管今日醫學檢查技術突飛猛進，但是仍然沒有一項技術是盡善盡美的。更真切一點地說應該是，人體結構組織的複雜程度遠超過人類智慧所能理解的範疇，因此儘管是現代最先進的醫學科技，有時仍不免會感到一籌莫展。例如胰臟癌等無法切片做生化檢查，因此而無法區別是胰臟發炎或是已經致癌的病例占五％左右。胰臟癌如果一旦被誤診為發炎現象時，經過半年後，難保不會因為癌症蔓延而導致死亡。因此一旦有癌症的嫌疑時，根本之計就是痛下決心及時割除，否則不免要追悔莫及。

曾經有位患者就是典型的例子。這位患者經其他醫院檢查有胰臟癌的嫌疑，因而再度向我求診。經檢查後發現有疑似胰臟發炎的腫瘤。而經會診的結果，多半的醫師也認為可能是胰臟發炎。但是我依然認為既然有疑慮便應該徹底追究，因此決定開刀一探究竟。經切開後發現胰臟頭部出現的腫瘤仍舊看似發炎現象。因此手術進行中先摘取腫瘤的部分組織，送到可以及時化驗結果的快速病理組織部門，結果依然沒有發現任何可以證明為癌症陰性的證據。

但是無論如何總覺得無法消弭我心中的疑慮，因此本著我一貫「切除以破疑慮」的信念，仍然決定將腫瘤切除。手術後，完整的腫瘤經送往病理檢查時才赫然發現，其中心部位潛藏著癌細胞。

這位病人出院後安然無恙，如今已經安度十年寒暑。如果當初不能壯士斷腕，及時接受切除手術，後果又將如何呢？或許胰臟癌的病徵已經非常明確，同時也是群醫束手無策的時刻吧！因此對於站在抗癌第一線上的醫師而言，就某些情況「切除以破疑慮」應該是一項應有的信念。

當然也有相反的例子。一種名為結核性腹膜炎的疾病目前已不多見。因為腸閉塞症引起阻塞的患者經開刀後發現腹膜出現種種變化，而症狀則和癌症引發腹膜播種性移轉的現象完全一樣。

「這下可太遲了！」

而手術就在腸內接上導管後便告結束，醫師並向病患的家屬宣告只剩半年的時間。這主要是因為無法判別結核性腹膜炎所產生的腹腔變化和真正的癌症之間有何不同，才會有此誤診。

而事實上結核菌的特性便是，只要暴露在空氣中便會死亡，因此經過開腹後也就自然痊癒了。結果出現戲劇性的效果，原本被宣告只剩半年的病患竟然健康如昔。所幸目前不僅檢查技術發達，同時醫師也都具有專門素養，如此的誤診笑劇已經不復存在。此外一項更重要的觀念便是，既然已經開刀，當然需要採取一部份的組織切片送病理檢查，以確實掌握狀況。

話雖如此，據我個人推斷，這樣誤診之所以發生和當時丸山疫苗受到極高的評價不無關係。

當丸山疫苗佳評如湧的時候，我服務的醫療單位也曾邀請疫苗的研發者丸山千里醫師到醫院舉行特別演講，講者在演講當中介紹許多經丸山疫苗注射後康復的病例。當張張患者的X光照片在我眼前流過時，心中不免產生種種疑問。

演講後，醫院的年輕醫師們紛紛舉手發問。

「剛才所列舉的病例中，癌症的診斷依據是什麼？」

「這種病例是屬於何種癌症？」

「注射疫苗之前曾經給予什麼樣的治療？」

但是非常遺憾的是，針對這些問題都無法獲得滿意的答覆。

「這是當時經各醫院診斷為癌症的病例，因此沒有詳細的資料。」

聽到如此的答覆心中不免感到惋惜，因為這表示沒有和癌症專門醫師做共同性研究。如果起碼能將被確認為癌症患者的組織樣本予以保留，便可進一步供學會等作為研究討論的對象。

曾經自同業的醫師口中聽到下述的例子。某位患者經擴大手術切除癌細胞後，又同時接受放射線和丸山疫苗的治療。之所以使用丸山疫苗主要是應患者本身的要求，

「丸山疫苗簡直靈的不得了！」

看到患者喜不自勝地誇耀時，這位醫師感到十分不安。接受擴大手術，手術後甚且又經放射線治療，效果卻沒有呈現出來，「丸山疫苗有效」這句話使得醫師們有些躊躇不前，對此我深有同感。當然這不單純是醫師個人尊嚴的問題。我們所擔心的是，是否因為肯定丸山疫苗的療效，造成過度依賴，因而使得某些患者錯失治療時機。

正由於至今仍然沒有抗癌的特效藥，同時醫學界對於許多患者仍然無能為力，因此只要傳聞稍具療效的方法總不願錯過，這份心情我非常了解。而這也正可證明癌症的可畏之處。

當然就身為醫師的我們而言，最大的心願便是使更多患者能夠戰勝癌症，因此只要丸山

疫苗能夠使患者起死回生，我們自然沒有否定的理由，只是……。

洽詢治療計劃

當然我們也尊重患者本身的意願，不過就我的基本方針而言便是「只要能有一絲希望便動手術」。

由於服務的單位屬於大學附屬醫院，因此許多被其他醫院宣判死亡的癌症患者最後都會前來求診。而多數轉診過來的患者似乎都是得知我上述的醫療理念而來尋求最終的希望。在允許的情況之下，我盡可能會滿足患者希望手術的心願。但是，經重新診斷之後，當然某些病患依然有手術的希望，不過有些就未必如此。

癌症的擴展程度通常以「stage」和數字表示。stageⅠ表示早期癌症，此外便是stageⅡ、Ⅲ、Ⅳ，總共分四個階段，隨著數字的增加表示癌症擴展程度愈嚴重。更嚴重時，姑且稱之為stageⅤ吧，這表示癌細胞已經擴展至全身，即使手術也是回天乏術。

根據癌症最初發病部位和種類，其預後（病情發展過程的評估）結果也截然不同，因此即使癌症擴展程度相同也無法以偏概全地斷言其存活機率。但是總體而言，胃或大腸癌如經診斷為stageⅠ，手術後的存活率超過九五％，食道癌則超過七〇％。至於膽囊癌，如果是癌細胞僅及於粘膜上皮的stageⅠ，依據目前的統計數據，存活率高達一〇〇％。總而言之，stageⅠ階段，整體而言存活的可能性都較高。

問題就在於stageⅡ、Ⅲ的階段。一般認為這種程度的患者只要有效地施以擴大手術，應該多少可以提高存活率。主要是因為這階段可能因為診斷的疏失，或是手術方法選擇不當而導致遺憾。因此對於這階段的患者，醫師往往需要格外地費神，儘量給予最適當的手術治療。

至於stageⅣ當然也是相當棘手。除非具有一流技術和設備的醫院，否則往往會放棄為患者手術。至於能否動手術，因患者個人的體能或是全身狀況而異，有些情況則即使動手術，患者的存活率仍舊非常低。

在此狀況之下只要患者有意願，而且判斷患者的體力能夠承受手術的負擔，一般而言本醫院都會施以手術。即使存活率非常低，也許出現奇蹟使一、二位患者能夠因而得救也說不定。這便是所謂一％的成功機率，即使只有一％的希望仍然值得放手一搏。而在此情況之下，只要有人獲得生機，日後便可以為十名乃至一百名患者開啟希望之窗。

聽說某國公立體系的專門醫院強行要求醫師提升手術的成功率，因此除了積極為stageⅠ

患者手術之外，對於其他階段的患者便顯得意興闌珊。打著平等原則的口號，不分stage一律一視同仁，必須依序等候入院，這種作法只怕stageⅡ以上的患者沒有時間可以等候。一些患者便因為來不及等候，不得不轉向其他醫院求援。結果留在該醫院接受手術的以stageⅠ的患者居多，因此自然手術後的存活率便獲得提升。

任何一所醫院能夠容納病患的人數都有一定的極限，因此也經常需要患者依序等候。但是所謂的平等原則並不是沒有選擇的，而是依據病情的輕重緩急排定優先順位，這才是所謂真正的平等。

當然即使是stageⅠ患者，癌症終歸是癌症，總不能棄之不顧，但是只要stageⅠ的診斷正確，即使在其他醫院動手術，幾乎沒有多大差異，成功率都很高。也因此我認為具有最先端的設備以及一流技術的醫院，更應該積極地接納病情嚴重的癌症患者。

如果各位或是各位的家屬有人經診斷為癌症時，應該針對癌症的發展程度、治療方法、治癒的成功率、手術後的狀況等要求詳細說明。stageⅠ、stageⅤ時，是否應該動手術，能否動手術，想必任何一位醫師的結論都大同小異。

但是如果是stageⅡ～Ⅳ之間，情況便迥然不同，往往每位醫師都各有其診斷結論。其間的可能性非常多，因此特別需要詳細地聽取說明。此時，如果主治醫師只能提出一種治療方法則較麻煩，一般而言醫師都能提出三至四種可能狀況，因此必須仔細聽取說明。如果對於醫師的說明存疑時也可拒絕讓該醫師施行手術。當然如果一旦已經決定接受手術之後，最終的判斷應該全權交給外科醫師負責。因為手術過程當中往往有許多突發狀況，當然事前醫師會就手術過程做某種程度的預測並說明，但是一旦開腹之後就實際的病況往往需要當機立斷，重新作抉擇。

至於表示癌症擴展程度的符號不僅是上文所介紹的stage而已，事實上針對各部位癌症的發展狀況，各專門學會都有一套約定俗成的表示方法。例如，大腸癌就是以杜克斯氏A・B・C型表示，此外國際間也有所謂TNM分類，因此特別在此鄭重說明。

一位名醫不如多數的專科醫師

假設有位名醫是經眾人認可的，那麼這位名醫一天之內又能為幾位患者看診呢?更何況一旦動手術，每天執刀的人數更是有限。名醫的名氣往往能夠吸引許多慕名而來的患者，但是一個人終究無法親自為每位病患診療。因此越是以名醫為號召的醫院，遲早會變成虛有其名的空殼子。

就接受診療一方的立場而言，自然期待如華佗再世般的名醫，這份心情我充分理解。但是名醫既不是無所不能的神明，也不是無敵超人，過度倚賴不免要失望。

同時隨著醫療科技的發達，操作上越需要專門而又純熟的技術。因此現在往往是由各領域的專門醫師組成醫療小組，共同進行會診。

例如面臨特別棘手的手術時，除外科之外另結合內科、麻醉科、整形外科、放射線科等各科醫師組成醫療小組，真可謂是群策群力共同對抗癌症病魔的最佳表徵。

由此可知，能從各方面召集多少優秀的專科醫師、同時是否能夠經由訓練培育資優的專科醫師等等，這才是評估一所醫院癌症醫療水準的主要指標。

因此各位今後切莫再輕信所謂有多少名人曾經住院過、或是有名醫或是醫學博士住診等，只聽憑傳聞盲目選擇醫院最後難免會抱憾。

尤其是當自己不幸罹患癌症時更應該謹慎評選。癌症只是個籠統的說法，其種類可說是千變萬化。以消化系統而言，胃或腸等消化器官和肝臟、胰臟等實質的內臟等，其間的手術方法真有天淵之別。

當然也不表示所有的醫院都可以因應一切的手術。該醫院有何種領域的專科醫師、醫師人數多少等都需要事前詳細調查。而所謂綜合醫院，分別都有其拿手或較不拿手的領域。同時即使是號稱癌症專科的醫院，一旦動手術卻發現缺少心臟、呼吸器官、腎臟等專科醫師配合的醫院也為數不少。隨著高齡化社會即將到來，如何因應相關的癌症醫療問題，可謂是今後醫療界的最大課題。

此外，儘管慎選醫院之下才入院，但是實際狀況不如所願而感到失望的也大有人在。此時應該和主治醫師充分溝通，以尋求解決。如果溝通之後無論如何仍無法心服時，有時需考慮更換醫院。

在我服務的單位也曾出現患者要求更換醫院，其原因往往是下述兩項。一是經診斷為癌症，病患心理抗拒不願承認，因而要求到其他醫院再度診斷。誰都不願意自己是癌症患者，真的已經罹患癌症了嗎？是否是醫院診斷錯誤？病患的心情我們非常了解。

另一種狀況是，如果真的罹患癌症，務必要到自己最信服的醫院接受治療。當然這也是人之常情。

身體是個人寶貴的資產，當事人當然有選擇醫院的權利。因此我奉勸各位仔細三思後再選擇適當的醫院或是醫師。因為一切攸關自己的生死，千萬不要受制於人情世故或是禮數等，以免作下不智的選擇。

就醫療的立場而言，任何一位醫師都誠心地願意為患者盡最大的心力。當然每位醫師都深信自己的單位能夠提供最理想的醫療服務，基於這份自許，或許患者要求離去時會感到遺憾。但是如果因此而耿耿於懷，就不是一位成熟的醫師應有的態度。當患者再度回來求診時，應該仍舊誠心地接納，並盡最大的努力。醫師最忌諱的便是因一時之忿，而遷怒患者。

就如我再三重複般，癌症治療技術可謂日新月異。說得極端些，到昨天為止仍是醫藥罔效的疾病，一日之間重現生機的可能性也並非沒有。如果不幸罹患癌症，唯有極力祈禱，日夜在臨床方面琢磨技術，同時對治療方法的研發也十分熱中的醫師能夠出現，及時妙手回春。

第五章　認識癌症——各消化器官相關癌症

何謂消化器官

人類由口部攝取的食物經消化後，由體內器官吸收營養而賴以存活。而司掌這些過程的相關器官總稱之為消化器官。具體而言可分為食道、胃、十二指腸、小腸、大腸、直腸等中空器官和肝臟、胰臟等實質器官，以及膽囊、膽道等部位。雖然總稱之為消化器官，但事實上各器官不僅形狀各異，同時功能也不相同。因此，癌症的症狀、蔓延形式、治療後恢復狀況（預後），乃至診斷、治療方法都各異其趣。

上述的任何器官都可能孳生癌細胞，尤其是胃癌以及大腸、直腸癌，想必各位都不陌生。罹患癌症當然是件令人遺憾的事，但這確實已經成為現代人揮之不去的夢魇，因為根據日本厚生省統計，單是一九九二年便有二十三萬人死於癌症。當年度的死亡總人數為八十萬人，而因癌死亡者即占了四分之一，這數據可謂令人怵目驚心。而死亡人口中胃癌患者約占五萬人，高居日本年度死亡人數的首位（一九九三年的資料顯示，男性死因的榜首為肺癌）。事實上胃癌只要能早期發現、及時治療，其實治癒率非常高，為何會演變到如此的結果呢？

目前的工商社會中汽車是不可或缺的代步工具，因此交通事故也就在所難免，但是每年因交通意外死亡的人數也僅止於一萬人左右，由此可知癌症死亡比例之驚人。

大腸癌的病例僅次於胃癌。在美國等歐美先進國家，大腸癌為致死因素的首位。據說這主要是由於歐美人士攝取過多肉類所致，而最近日本的飲食習慣也逐漸趨近於歐美模式，因此罹患比率有日益增多的趨勢，預測至二十一世紀初，日本大腸癌罹患率可能會超越胃癌躍居首位。

這兩大癌症雖是消化器官當中最棘手的疾病，但是醫療技術已經達到可以早期發現的水準，同時日本各地方政府也極力推廣團體健康檢查。此後只要各位能夠經常自我提醒，早期發現、早期治療已經不再只是理想。

食道癌及肝臟癌方面早期發現的相關技術已經開發成功，但是由於器官本身的特性以及患者人數較少，因此目前仍未列入團體健康檢查的範圍。

最大的問題乃在於胰臟和膽（膽囊、膽道），因為早期發現的方法目前仍未普及，因此最令人憂慮。想必各位日常也較少意識到這些器官的存在，但是，事實上這些部位的癌症確實有日益增加的趨勢。而目前雖然為數有限，但是早期發現的病例確實也已經存在。

前章中也曾介紹過，癌症患者唯一能夠獲得根治的機會就是，在stage I的階段及時診斷發現。因此各位務必要和醫師同心協力，共同向癌症挑戰。如果具有正確的相關知識，想必可以更早期察覺身體的變化。

因此，接下來將針對各器官概略的特性以及癌症的相關訊息為各位介紹，也希望能藉此喚醒各位對自己身體的注意，唯有如此才能跨出向癌症挑戰的第一步。

以下將針對各器官分別逐項說明。由於癌細胞極少直接由十二指腸和小腸發病，因此在此略而不談。

食道癌

透過蠕動將口中的食物運送到胃部的管道稱之為食道。直徑二～三公分，長約二二～二三公分的細長管道，外層有肌肉包裹。

不同於胃癌或大腸癌的是，食道癌絕大多數都形成於扁平上皮組織，因此也經常稱為扁平上皮癌。根據癌症發生的部位可分為頸部食道、胸部食道、腹部食道等。其中以腹部食道癌最多，而男性患者又遠多於女性，達四倍左右。就年齡層而言，以六十幾歲的人士居多。日本一年的罹患人口大約是一萬人。

一般相信抽煙和喝酒是食道癌的主要凶手。同時最近醫學界也針對某種病毒和食道癌間的因果關係進行探討。

〈症狀〉

最令人頭痛的是，癌症初期沒有疼痛等症狀。因此當發現自己在吞嚥食物或喝飲料時，感覺喉嚨至胃部間異於平常時便應該提高警覺。一般而言，食物經由食道到胃部之間的感覺非常不明顯。俗語道「過喉三寸不知其味」，便是其最佳寫照。除非是冰冷或較熱的食物、或是飲用烈酒，否則如果在吞嚥時，有明顯食物通過的感覺時，最好能向醫師求診。

此外可能出現的症狀包括，有異物刺痛感、堵塞、胸口鬱悶或是胸前感到疼痛等。整體而言就彷彿是快速吞嚥大塊地瓜般的感覺。

多數食道癌患者的自訴症狀都是吞食時有堵塞感，這成為發現病因的重要線索。癌症初期只有吞食肉類等硬體食物，或是如麵包類等發酵食品時才有吞嚥困難的感覺，之後隨著癌症的擴展，最後甚且連柔軟的食物在內都難以下嚥。如果任憑病情惡化時，最後便會出現反胃、完全無法吞嚥的現象。

話雖如此，食物堵塞、胸口鬱悶的症狀也可能是由於精神狀況所引起，或是因食道炎、食道潰瘍的因素，偶爾也不能排除是名為「賁門失弛緩性」的疾病在作祟。由於其他疾病也可能出現上述症狀，因此不可倉促判定是癌症。同時，上述症狀的輕重程度也不足以作為判斷癌症擴散情況的依據。

〈檢查方法〉

總而言之，如果上述各項症狀有持續出現的傾向時便應該接受檢查。胃部檢查時最常用的方法便是X光造影檢查。讓患者喝下鋇液(barium)，透過X光拍攝液體流過食道時的狀況。此外內視鏡也是重要的檢查方法之一。內視鏡檢驗法中包括生檢，或是將色素散布在黏膜上，經由顏色的變化以診斷癌症等方法。透過這些檢查方法使得發病初期的癌症也得以發現。

一般作胃部檢查時也會一併檢查食道，這往往是癌症早期發現的重要契機，因此接受全身健診時最好能確認是否包含檢查食道的項目。

〈進行和轉移〉

食道壁比其他的器官薄，厚度只有二～三公釐。因此食道癌的特徵之一便是，一旦發病時很容易突破管壁，浸潤到其他部位。同時由於淋巴分布較密，因此較容易發生淋巴結移轉的現象。基於上述兩項因素，食道癌成為難治的癌症之一。儘管早期發現的檢查方法已經確立，但是往往直到症狀明顯之後才愕然察覺，而此時癌症已經開始進行，不免為時已晚。由黏膜發生的階段而言，依序可分為stage 0、I、II、III、IV，而其中患者往往是到stage II、III時才發現。當然，如果能早期發現，治癒率自然相對提高許多。

大致而言食道壁是由黏膜、黏膜下層、肌層、外膜等部位所組成。所謂早期癌指的是局限於黏膜下層，尚未到淋巴結移轉的階段，這點和胃癌有所不同。

根據癌症發生位置當然也有所差異，不過基本上形成於喉頭附近的頸部食道時，直接浸潤到喉頭部或咽頭部的可能性相對增高。一旦浸潤到氣管時，會造成呼吸困難，氣管和食道間形成一種叫「瘻」的空洞，甚而導致嚥下性肺炎。此外，頸部的淋巴結可能出現浮腫，情況嚴重時會造成頸動脈堵塞的現象。更甚者，癌症的特徵會浮現在頸部的皮膚上，到肉眼都能辨識的程度。

這雖只是癌症末期的症狀而已，但是如果位於喉頭深處的喉頭蓋受到浸潤，機能受破壞時，往往會引發肺炎造成死亡。此時會出現聲音嘶啞、食物無法下嚥等症狀，演變到這種階段之前，應該不至於察覺不到身體的變化，但是偶爾也有患者會誤以為自己罹患支氣管炎，因而延誤發現。

食道癌發展到上述程度之前應該會有許多自覺症狀。總之，如果察覺身體有任何異狀，應該毫不猶豫立刻求醫。

形成於食道中段（胸部食道）部位的癌症，一旦蔓延時便容易直接浸潤到肺部或支氣管，或是經由淋巴結轉移。而經由淋巴結轉移時，範圍便不限於胸部而已，轉移到上腹部的頻率也相當高。最棘手的是癌細胞已經浸潤到大動脈時，不僅手術本身難度增高，同時當癌細胞突破動脈厚實的管壁時，病人將會引發大量吐血而身亡。

很久以前一位患者便因為這種症狀引發大量吐血而死亡。早上完成例行的巡房檢查之後，由於一切如常，便安心地回到醫師室。此時，突然聽到一位護士大聲緊急呼叫，由聲音中得知事態不妙，當我快速跑回病房時，只見患者躺在血泊中已經氣絕。五分鐘前仍然談笑自若，轉瞬間竟然演變至此。這主要是由於癌症的擴展程度超乎所料，癌細胞突破大動脈所導致的結果。

因癌症死亡的病例當中，在癌細胞轉移至全身導致衰竭而死之前，有些便因為這類直接浸潤的因素而提早死亡。

最後是食道的下部，也就是形成於腹部食道的癌症。由於發病部位離胃很近，因此幾乎都直接浸潤到胃部。除此之外，浸潤到橫隔膜，或是經由淋巴結轉移的病例也屢見不鮮。

以上不論癌症的發病位置在何處，只要進行到某種程度之後，便需要將淋巴結轉移和透過血液的循環性轉移納入診斷的參考。尤其是腹部食道癌蔓延時，非常容易轉移到肝臟，直接威脅性命。

〈治療方法〉

配合癌症發展的程度以及患者全身的適應狀況（心臟、肺、肝臟、腎臟等主要器官的功能是否能夠承受手術的負擔），審慎地選擇適當的治療方法。

如果是極早期的食道癌時，可利用內視鏡進行「內視鏡性黏膜切除手術」或是雷射治療以取代腹腔手術。此外，還有所謂「非開胸食道切除法」，只要切開頸部或腹部即可，不須進行胸腔手術。但是這類的治療方法僅限於發現於黏膜的早期癌。

一般而言，食道癌手術多半需要涉及胸部以及腹部，因此規模上遠大於胃或腸的手術。到我服務的醫院求診的食道癌患者當中，約有七成經診斷認定可以切除，同時並接受外科手術治療。大約在二十年前食道癌被認為是危險性極高的手術，手術後隨即死亡的病例極多，但是目前已經大幅改善。

手術前須透過超音波或內視鏡、CT等尖端醫學儀器徹底檢查，以詳盡地掌握癌症的蔓延程度。淋巴結的廓清範圍也必須參考癌細胞的擴展程度，以選擇適當的手術方法。依據癌症部位的不同，如果進行喉頭合併切除手術，可能會因而失聲，但是接受擴大手術，終究能夠降低日後復發的機率。規模最大的手術稱為「三領域廓清」，手術切除範圍包括頸部、胸部乃致腹部，包括淋巴結在內都需一併廓清。

總而言之，食道一旦受到癌細胞的侵襲，唯一的方法便是予以切除，然後再和其他管道縫合以取代食道。通常治療方法是將胃提高，和殘餘的食道接合（食道重建），如果無法利用胃時，便以大腸或小腸取代。

此外，所謂的放射線療法也已經由來已久，同時也有只經由放射線方式成功治癒的文獻報告，甚且最近能夠有效控制食道癌的抗癌劑也已經問世。但是這類的病例畢竟有限，絕大多數的食道癌基本上仍須仰賴手術治療，而目前最常採行的方法是，放射線配合抗癌劑的治療法。

總之，有關食道癌方面的治療方法種類相當多，因此，必要時最佳辦法便是到食道相關的專門醫院求診。

胃癌

胃癌為日本最具代表性的癌症，據估計每年約有十萬人左右發病。其中男性患者大約是女性的二倍，而以五十歲至六十歲的年齡層居多。

胃癌當中以賦有分泌功能的腺體所引發的癌症種類最多。一般認為其主要原因是由於鹽份攝取過多所致。如果將胃分成上、中、下三部份的話，其中癌症發病的比率大約是，上胃部分占三〇％，而中和下部分共占七〇％左右。

〈症狀〉

暴飲暴食、壓力累積或是疲勞過度時，最直接反應的部位便是胃。由市面上胃藥銷售的盛況也不難明白，一般日常生活當中，胃病對於人體造成多大的困擾。

但是所謂的癌症徵候，在胃部並不明顯。胃痛或是感覺不舒服的一般性症狀並不僅限於胃癌，胃炎、胃潰瘍、感冒或是疲勞過度也多會出現這種症狀。更棘手的是，在胃癌初期往往往不會顯現任何徵候。在檢查確認為早期胃癌為止，絲毫沒有感到任何異狀，生活一如往常的患者占半數以上。能夠察覺胃部疼痛或不舒服，因而接受檢查及早發現癌症的患者可謂是不幸中的大幸。

此外，根據癌症發生部位的不同，症狀也不盡相同。如果是由胃的上部發病時，癌細胞會浸潤狹窄的食道，使得食道變窄，食物無法通過，而在胃的下部發病時，會引發幽門狹窄或是十二指腸狹窄等症狀，導致食欲不振、噁心嘔吐或是感到疼痛。症狀最不明顯的是，形成於胃腔內部的癌症。

隨著癌症的蔓延，症狀會日益明顯。胸口鬱悶、打嗝的症狀增多，同時表示食欲不振的患者也為數不少。偶爾也會出現嘔吐的現象。此外表示心窩悶痛的患者在此階段也增多。最初往往會誤以為是餐後的偶發性腹痛，之後才察覺是經常性的疼痛。

同時也有許多報告顯示，患者的口味產生改變。在此之前偏好油脂性食品的人，突然喜歡清淡的食物或是以醋調味的食品。而這些變化往往會被視為是年齡增長所致而疏忽，所以值得特別留意。

當胃中的癌巢崩潰出血時，也會出現吐血或便血的症狀。如果蔓延得更嚴重時，只要觸摸腹部表面，便能明顯的察覺到塊狀物。

但是即使出現上述症狀，也未必能確定是癌症。因為其他胃部疾病也會有類似症狀，所以最重要的是避免自行揣測，應該到適當的醫院徹底接受檢查。

有關胃潰瘍和胃癌的關係也在此附帶一提。過去由於不了解致癌的過程，因此認為胃潰瘍如果不經妥善的治療，便會形成癌症。也因此至今仍有許多經診斷為胃潰瘍的患者會憂心忡忡的詢問醫師，深恐發展成癌症。

其實答案是否定的。目前為止有許多相關研究，主要針對潰瘍和癌症的因果關係進行探討，結果顯示，二者之間並沒有特別的因果關係。有少數被診斷為癌症潰瘍的患者，會出現潰瘍的症狀，而這類疾病其實原本便是癌症。

和癌症較相近的是肉瘤。肉瘤多半是由淋巴結引發的惡性淋巴腫瘤，或是形成於肌肉的腫瘤。這類肉瘤也是惡性腫瘤的一種，因此多數以手術為主，再配合放射線或抗癌劑的合併治療法。

〈檢查方法〉

最典型檢查胃部的方法是X光造影法。讓患者喝下鋇液，再拍攝X光片。自從同時透過鋇液和空氣的二重造影法開發完成以來，可以清楚地掌握胃黏膜的狀況，因此小至直徑五公釐左右的小型癌巢也可以早期發現。

同時，內視鏡檢查現在也相當普及。從前一般認為這是一項非常痛苦的檢查，如今，只要是訓練有素的醫師操作，在數分鐘內便能完成胃內的檢查，不至有太大的痛苦。

此外，也有透過內視鏡上內藏的鉗子，切取黏膜的組織，再經由顯微鏡做病理檢查的生檢法。

癌症檢查時同時需要確認是否轉移至淋巴結或肝臟，了解癌細胞深入胃壁的程度，以及和周圍器官間的關係，範圍龐大而繁瑣，因此目前採用配合內視鏡和超音波的內視鏡性超音波檢查法，或是ＣＴ等技術。

〈進行和轉移〉

大概而言，胃由內到外是由黏膜層、肌層、漿膜下層、漿膜等所組成。和食道或腸等其他消化器官相比，胃壁較厚，大約是五公釐左右。

癌症形成於黏膜，如果仍然停留於黏膜下層階段的便是早期性胃癌。而透過肌層，浸潤到外側的癌症便視為進行癌。

和食道癌不同的是，早期胃癌和是否轉移至淋巴結無關。局限於黏膜的癌症幾乎都沒有淋巴結轉移的現象，即使已經浸潤至黏膜下層，轉移到離癌巢最近淋巴結的病例只占整體的一〇～一五％，因此被認定為早期癌。在此階段只要經由適當的治療，胃癌的治癒率高達九六％。

靜脈和淋巴管如網狀般，細密地分布在胃壁的黏膜下層，因此癌細胞只要突破黏膜下層，就會四處流竄，透過血管轉移到肝臟，或是經由淋巴管抵達淋巴結，引起淋巴結轉移。再度惡化時便會陸續轉移到遠處的器官。

當然癌細胞會侵襲和胃臨接的各器官。和胃上下連接的食道、十二指腸自不在話下，除此之外，胃後方的胰臟、前方的肝臟、乃至位於胃下方一部份的腸（橫結腸）都會直接受到浸潤。

癌症的擴展另外有一種名為播種性轉移的形態。如果癌細胞到達胃的外側漿膜時，癌細胞便會從此剝離，掉落在腹腔裡。掉落在腹膜內的癌細胞就到處著床，並由此增殖。整個狀況就彷彿是播種般，癌細胞隨之到處繁殖。

胃癌依據癌細胞浸潤的程度分成幾種等級。先前所介紹轉移至各器官時，依其程度分成（T）1～4、淋巴結轉移分成（N）0～4、肝轉移分成（H）0～3、腹膜播種性轉移分為（P）0～3，再配合這些程度，將癌症的擴展情形區分成四個階段。

簡單地說雖然同樣都是胃癌，但是就如上述般，癌細胞擴展的程度千變萬化。一般都認為胃癌容易治癒，但是令群醫束手無策的進行癌患者也仍是不乏其人。因此各位務必要切記，能否順利治癒胃癌，關鍵就在於癌細胞擴展的程度，因此唯有及早發現才是活命之道。

〈治療方法〉

消化器官相關癌症以外科手術治療為主，直接將受到癌細胞侵襲的患部切除。其中尤其以胃癌的外科治療在日本已經有相當悠久的歷史。就胃或大腸癌而言，抗癌劑、放射線或是免疫療法等治療方法都不容易奏效。因此目前除外科手術外，其他治療方法都仍只限於輔助性質。

手術之前首先須要徹底檢查癌症的擴展情況，而最近的檢查方法相當發達，可以在手術前相當精確地掌握病情。

如果是早期癌時，配合病情，手術方面包括將胃局部切除、完全摘除，甚且包括第一群或是第二群淋巴結在內完全予以切除。不僅手術本身幾乎都沒有危險，同時手術後存活五年的比率也相當高。

如果癌細胞仍只停留在黏膜下層，或是即使已經轉移至淋巴結，而仍只在第一群淋巴結的階段時，只要及時手術切除，日後幾乎都不會再有復發或是轉移的現象。

最重要的關鍵在於，原本形成於黏膜或黏膜下層的胃癌，其擴蔓延到表面的程度能否確實地診斷出。同時必須就胃作全面檢查，以確定其他部位是否沒有癌細胞的感染（同時多發性癌）。手術切除如果不夠徹底，日後必定會復發。因此，除癌症患部外，周圍數公分內的正常組織也必需一並切除。如果此時判斷錯誤，即使能夠早期發現，而手術也將徒勞無功。因此專門從事癌症治療的外科醫師在手術時，務必要仔細審慎地判斷。

針對極早期胃癌，最近開始採用內視鏡切除黏膜的方法，或是雷射光手術法。此外也透過腹腔鏡，以楔形狀鑷子擷取一小部份的胃壁，進一步檢查。

但是這類非手術性治療法，或是縮小手術的條件設定非常嚴格，只限於非常早期的癌症。至於可能已經造成淋巴結轉移的早期癌當然不適用。

有關進行癌的治療方法，基本上仍以手術為主。到我們醫院求診的胃部進行癌病患有九○％經診斷都可以手術切除。至於食道癌是七○％，而胰臟癌則只有四○％的患者有機會切除，因此胃癌的手術比率可說相當高。

進行癌根據其程度，手術方式有許多選擇。如果已經浸潤到肝臟則手術範圍需包括一部分的肝臟，如果浸潤至胰臟，則必須連同胰臟在內，至於其他鄰近器官幾乎也都必須予以切除。

已經發現淋巴結轉移時，如果判定已經轉移至第一群時，切除則須包括第二群，如果判斷已經到第二群，則包括第三群在內必須作擴大切除手術。最近擴大手術的範圍甚且涵蓋脊椎骨前側大動脈周圍的淋巴結。腹膜播種性轉移時，周圍的腹腔，也就是小網和大網也都務必要切除。有時甚且連包括橫結腸的部位在內都必須一併整個割除。

但是如果播種性轉移已經擴及骨盤腔，或是癌細胞在肝臟內多處繁衍，則已經超越手術刀的處理範圍，此時唯有仰賴手術以外的其他治療法。

至於胃癌的播種性轉移中最棘手的是所謂的硬性癌，胃癌中大約有一成屬於此類。這類癌症的特徵是，癌細胞不會聚集成塊，而像植物的根一樣，四處延伸。胃的黏膜表面不會出現明顯的變化，但是相對的，癌細胞卻更深、更廣的浸潤整個胃壁，因此即使檢查也很難察覺早期癌的存在。

如果經診斷是進行癌時，胃壁會硬化、增厚，即使喝下鋇液，胃也不會膨脹，而是呈筒狀。癌細胞由胃部內側向外快速蔓延，只要幾個月的時間，便會引發腹膜播種性轉移或淋巴結轉移，形成全面性的蔓延。

過去，這類癌症即使動手術，存活期間也只有半年至二年，因此一般認為不如不動手術。但是，當然也需根據進行程度判斷。一般而言，如果將胃全部摘除，並且手術的範圍擴大到淋巴結，或是周圍器官時，一五%的患者有五年的存活率。如果整個胃尚未到完全硬化的程度，基本上範圍不到五公分時，大約四〇%有五年的存活率。

一般胃癌被認為是比較「容易治療的癌症」，但是由上述的說明可以明白，這也只限於早期發現，因此胃癌也絕對不容我們稍有疏忽。

大腸癌

消化吸收的最後階段由大腸負責。大腸是鼓起的筒狀管，全長大約一公尺，腸壁厚約三～四公釐。由腹部的右側起分別是盲腸、昇結腸，而在腹部上方橫向位置的是橫結腸，左側的是降結腸、乙狀結腸，肛門的正上方則是直腸。

大腸癌幾乎都屬於腺癌。據估計每年大約有五萬人左右發病，而且預測日本今後有增加的趨勢。和胃癌一樣，食物對於大腸癌的影響成分極高。而發病的年齡層以五十歲之六十歲之間最多，男女比率相差不遠。

發病部位以乙狀結腸最多，其次是直腸。

〈症狀〉

就大腸癌的症狀而言，各部位有共同的特徵，也有個別差異。腹痛和排便異常是大腸癌共通的症狀。如果發現最近便祕或腹瀉的機率增加，或是腹瀉和便祕反覆出現時，務必要立刻接受檢查。

排便異常的症狀中最值得注意的是血便。癌細胞侵襲大腸後，一部份崩落後會在大腸內形成出血現象，但是出血量較少，肉眼不容易察覺。能夠用肉眼辨識的稱為顯性出血，相對的，無法辨識的就是隱性出血。確定是否有帶血現象的檢查稱為潛血反應檢查，目前已經相當普遍。

依據大腸癌的發生部位，出血的狀況各不相同，以下就各部位分別介紹。

盲腸或升結腸等屬於腸的前部，通過的物質呈流質狀，所以如果出血，血液會和液體混合產生變化，因此看不出是紅色的血便。當大量排血時，血液變黑，稱為焦煤便，可以辨識出來。但是一般而言都很容易受到疏忽。如此一來，每天隨著排便，流失大量的血液，最後當然會引起全身性貧血。有些就是因為暈眩、呼吸困難、站起時頭暈等症狀，才經檢查發現昇結腸罹癌。

但是如果發生在大腸的後半部，如乙狀結腸或直腸等，就會出現可以肉眼清楚辨識的紅色血便，或是便的四周出現紅色血跡。有時候抽水馬桶的水會因而染紅。這是由於排泄物到達這部位時，水分已經被吸乾，形狀固定，所以不會和血液混合的結果。

最令人憂心的是，這部位的出血和痔瘡的症狀類似，所以患者很容易因而疏忽。區別的方法是，如果是痔瘡，只有在腹部用力排便時才會出血，而如果是癌症出血，血液會附著在便的四周。

但是如果只以此作為癌症或是痔瘡的判定基準則不免過於草率。總而言之，如果肛門有排血現象時，不要自行妄下論斷，應該到醫院接受檢查。如果是治療痔瘡的專門醫院，，有些可能缺少癌症的檢查設備，值得注意。總之，最重要的是不要誤以為痔瘡出血，以致延誤治療時機。

癌細胞開始蔓延後將會使得腸道狹窄，引發腸閉塞，出現腹痛、腹部緊繃、無法排便的症狀。情況嚴重時，甚且需要呼叫救護車緊急送醫急救。當然，這類的腸閉塞症狀並不只限於癌症。

盲腸或降結腸等形成於大腸前半部的癌症不會引發腸閉塞。但是降結腸或是乙狀結腸，則經常是經由腸閉塞症狀檢驗出癌症。

此外，由於直腸緊臨肛門，所以除了有鮮紅色的血便外，另外也有其他較明顯的症狀，例如排便後仍然感覺不清爽，或是有便意卻是排不出等。

這是由於癌細胞在直腸內形成塊狀，使得腸道狹窄，因此大便無法完全排出所致。同時，排出的便經常呈細條狀，這些都是值得注意的訊號。有時候，便祕之後會出現嚴重的腹瀉現象。

不只是癌症而已，大便的狀態原本就是健康的重要指標。因此保健之道，就是每日一回，保持排便暢通。

〈檢查方法〉

前節中已經介紹過，大腸癌檢查的第一步就是檢驗是否有出血現象。已經再三強調過，戰勝癌症的不二法門就是早期發現。所以即使便中潛在少量的出血，也務必要確實掌握原因，因此前述的潛血反應檢驗是不可或缺的檢查項目。

驗便可以得知大便中是否有血絲存在。驗便時只要取少量的大便就可以，而判斷依據就在於是否有血紅蛋白（血液成分）的反應。

但是大便潛血反應檢查即使呈陽性反應，也未必完全都是大腸癌。因為也有可能是其他消化系統，或是癌以外的疾病所引發的症狀。因此應該追蹤出血的來源，進一步詳細檢查。如果出血來自大腸，就必須利用X光造影或內視鏡繼續追蹤。

而檢查時必須讓患者服用瀉藥，完全清除腸內的物質以後才能進行。作X光造影檢查時，需由肛門注入鋇液，借此對整個腸道進行造影檢查。和胃部檢查一樣，利用空氣和鋇液混合的二重造影法可信度相當高。

內視鏡檢查法方面，除了直接觀察大腸的黏膜面以外，利用鉗子作組織切片，以進一步作生檢。檢查食道或胃時，內視鏡需由口腔插入，而大腸檢查則是由肛門插進。大腸檢查專用的大腸纖維鏡大約長一五〇公分，可以檢查整個腸道。如果癌細胞已經蔓延，造成腸道嚴重狹窄時，大腸纖維鏡的檢查就會受阻，但是只要收集受阻前的資料就可以判斷是否是癌症。

上述檢查都只要門診檢查就可，並不需要住院。而且不論是否出現潛血反應，只要定期作大腸癌檢查，幾乎百分之百可以早期發現。

此外還有直腸指診或是直腸鏡檢查等直腸專屬檢查法。直腸指診是由醫師將手指插入肛門，直接診斷直腸是否異常。直腸指診的準確度高達六〇％，但是目前由於其他檢驗方法的發展，因此有被忽視的傾向，值得我們關心。

直腸鏡檢查是由肛門插入三〇公分左右的管子，以檢查整個直腸和乙狀結腸的狀況。透過這項方法各類大腸癌的檢查率可達到五〇％。

由上面的介紹可以知道，檢查方法非常多種，但是建議還是以可以觀察整個大腸的X光造影法或大腸纖維鏡法較佳。

談到大腸癌，各位是否聽過息肉的說法？所謂息肉便是呈球狀或半球狀的腫瘤，這種腫瘤經常出現在大腸，一般稱之為腺腫，並不是癌症腫瘤。

但是長在大腸的息肉惡化成癌的機率相當高，這和胃部的息肉不同。腸內的息肉一部份可能孳生癌細胞，而有些則是全部都有可能。因此最近只要一旦發現，便會利用內視鏡，連同附著的黏膜部位在內，將息肉切除並進一步作生檢。因此只要發現息肉絕不可掉以輕心，必須徹底檢查是否是良性。

此外，超音波或CT等更先進的醫療技術可掌握大腸癌的蔓延程度。

〈進行和轉移〉

一般而言，大腸癌比較偏向良性。和其他器官的癌症相比之下，大腸癌的存活率高，這是被稱為良性癌的主因。雖說如此，但是如直腸等部位和排便關係密切，因此如果發現太遲，可能需要依靠人工肛門等，嚴重影響患者的生活品質。

大腸壁的組織包括黏膜、黏膜下層、肌層、漿膜下層、漿膜等。仍然停留在黏膜下層的階段稱為早期大腸癌。如果已經浸潤到其他部位就稱為進行癌。

癌細胞首先形成於黏膜，過去所診斷出的大腸癌，初期外觀多數和息肉一樣，成突出的瘤狀體。但是最近也發現成下凹狀的早期大腸癌。不論是突起狀或下凹狀，如果仍只停留在黏膜的部位，就不需要擔憂轉移的問題。

而進入蔓延期後，癌細胞便向四周蔓延。逐漸環繞著腸壁繁殖，最後終於堵塞腸道，形成腸閉塞。

直接浸潤的狀況依部位而不同。盲腸和昇結腸會直接浸潤到腹壁或腰部肌肉。若是介於昇結腸或橫結腸之間的癌細胞便會向肝臟、膽囊、腎臟等蔓延，而橫結腸則是向十二指腸或胃浸潤，偶爾也有蔓延到胰臟的現象。原發於橫結腸和降結腸之間時，浸潤的對象則是脾臟或左側的腎臟等。而降結腸是向腎臟等，各部位的癌細胞分別向鄰近的器官直接浸潤，逐漸蔓延開來。

在各部位的直接浸潤現象中，以直腸影響的層面最廣。由於直腸位於骨盤中，因此如果發生在男性患者，直接浸潤的範圍將含括膀胱、攝護腺、陰囊、尿道；如果是女性，則是向尿道、子宮、陰道、卵巢等直接浸潤，最後會演變到難以收拾的地步。

此外，直腸癌如果嚴重惡化時，可能會直接浸潤到後側的仙骨或尾骨。由於仙骨周圍佈滿神經，因此患者往往會劇痛難忍，和病魔抗爭的過程備極艱辛。

此外，如果癌細胞由黏膜下層浸潤到外側時，引起淋巴結轉移的機率非常高。不僅就近造成癌巢周圍淋巴結的轉移，繼而擴散到更遠的淋巴結或骨盤中，甚且會蔓延到大動脈四周。

大腸癌最棘手的是，有二〇％的機率會轉移到肝臟。這主要是由於大腸的靜脈，也就是門脈會將癌細胞送到肝臟，進一步造成繁殖所致。當發現罹患大腸癌時，部分患者已經出現肝轉移，這種現象稱為同時性肝轉移。此外，在大腸癌切除手術完成，經過一段時間才復發到肝臟時的現象稱為異時性肝轉移。

大腸癌雖然不像其他癌症般來勢洶洶，但是仍然有一六％比率會像胃部硬化一樣，轉成惡性的癌症。惡性大腸癌稱為瀰漫浸潤型大腸癌，此時癌細胞並不聚成塊狀，而是彷彿植物的根部蔓延一樣，在大腸壁快速的增殖開來。等到症狀出現，確定為癌症時，存活時間往往只剩幾個月。

〈治療法〉

和胃癌治療法一樣，以外科手術徹底切除為主。由於大腸癌的特徵之一就是蔓延較慢，因此完全切除的比率相當高。根據本院的病例顯示，有九〇%的大腸癌患者經診斷可以接受切除手術。

局限於黏膜上皮，同時屬於隆起型的早期癌時，可以利用內視鏡手術法切除。在內視鏡前端加裝鉗子，將突起的腫瘤予以割除，這可以省卻剖腹的過程，手術較簡單。但是切除下的細胞組織需進一步檢查，如經證實在切除斷面上有癌細胞時，為避免已經轉移到其他部位，所以還是需要進行剖腹手術。此外，如果腸內同時出現多數已經惡化成癌的腫瘤時，還是非剖腹徹底清除不可。

除此之外，凹陷型癌或癌細胞已經蔓延到黏膜下層時，由於在這階段造成淋巴結轉移的可能性是一〇%，所以仍然需要經由手術將一部份的腸和淋巴結切除，才能令人安心。

如果是進行癌的情況，通常會將癌巢連同上下連接的腸道一併切除約二〇~三〇公分，而且周圍的淋巴結也需一起廓清，再將剩餘的腸予以縫合。因為腸本身較長，所以即使切除三〇~四〇公分，也不會影響其功能。但是如果將乙狀結腸或直腸上端的腸道切除時，由於大便停留的空間變短，因此手術後排便的次數將會增加。不過這種現象也只限於手術後的半年內，之後狀況就會逐漸改善，排便次數隨之減少。

最令人擔憂的是已經進入進行狀態的直腸癌。因為作直腸局部切除後，沒有其他的部位可以和殘餘的直腸銜接，因此在過去，只要是直腸癌，都只得將直腸和肛門完全切除，然後在腹部加裝人工肛門。但是最近由於醫療技術的發達，因此手術時能夠儘可能保留肛門，以維持原有的功能。保留肛門的括約肌，將切除後殘存的一小部直腸和另一端的腸縫合。藉此方法大約有六成的患者手術後不需依靠人工肛門。

但是如果發現癌細胞已經非常接近肛門時，終究還是非忍痛切除肛門不可，此時自然只得靠人工肛門輔助。在這種手術之下，由於同時喪失直腸和肛門，因此既不會產生便意，當然也無法自行控制排便。

此外，除了排便功能之外，直腸癌的擴大手術也會引起排尿障礙。因為控制膀胱收縮功能的神經在手術中切除，所以總有殘尿或是排不出尿的感覺。但是這些症狀經過一段時日之後，會逐漸復原。除此之外，性功能障礙也是一項不容忽視的後遺症。男性患者手術後無法勃起或射精的機率相當高。為了避免這類手術後遺症，如何發展手術技術，以維持神經原有的功能是目前醫學研究的重點。

如果癌細胞已經直接浸潤到尿道、膀胱、攝護腺、子宮、陰道等器官時，唯一的治療方法就是將受到侵襲的器官予以切除。必要時甚且只有將骨盤腔內所有的器官完全摘除，手術的規模不可謂不大。此後患者就只有依靠腹部左、右兩側加裝的人工肛門和人工膀胱維持排泄功能。

為能提升這類患者手術後的生活品質，目前各界不斷針對手術法和材料不斷進行研究改良。

除直腸之外，大腸癌的擴大手術有時可能需涉及和癌細胞鄰近的各器官，如肝臟、胃、腎臟、脾臟、胰臟等。此外，先前也曾介紹過，癌細胞也可能經由血液引起肝轉移。部分肝臟如經發現已經受到感染時，大腸癌手術的同時必須進行肝臟的局部切除手術。手術後發現復發性肝轉移時，如果仍只是局部感染，則需再度手術予以切除。大腸癌引發的肝轉移只要及時適當的予以切除，長期存活的機率已經日益增加。

肝癌

肝臟在人體中具有多項重要功能。概略地說可分為吸收和排泄兩大功能，也就是可將由腸吸收的養分轉換成維持人體生存需要的成分，以及把體內不需要的排泄物送到膽汁中，再經由腸排出。這些身體功能的運作如果利用所謂一般的工廠進行時，據估計即使日本東京橫濱一帶的工業區同時運轉，仍然不足以維持一人份所需。

肝癌可分為原發性肝癌，以及由其他器官轉移而來的轉移性肝癌。同時，原發性肝癌依據原發部位的不同，可分為肝細胞癌和膽細胞癌兩類。其中肝細胞癌大約佔九五％，而後者則占約五％。轉移性肝癌則包括來自大腸癌等，將在其他項目中各別說明。

原發性肝癌以男性患者居多，大約是女性的二倍，而年齡層則以五〇～六〇歲發病率最高。據統計日本一年中罹患肝癌的人數大約是三萬人。

〈症狀〉

肝臟又被稱為是「沈默的器官」。通常成人的肝臟大約重一五〇〇公克，在人體中算是大型的器官，因此即使癌細胞的直徑達二～三公分，仍然不會出現任何症狀。但是當癌細胞蔓延到某一程度後，觸摸上腹部右側時會感到疼痛。當癌細胞蔓延到肝臟表面並造成破裂時，會引發出血，這種現象稱為腹腔內破裂。

日本的肝癌患者有八〇％的比率是由於B型或C型肝炎病毒所引發的慢性肝炎，進而造成肝硬化所引起。因此初期會出現慢性肝炎或肝硬化的症狀。這些症狀包括手掌變紅、胸前出現蜘蛛網狀的紅色斑點、流鼻血。而自覺症狀有身體酸軟、容易疲倦，嚴重時會出現腹部積水、黃疸，有時甚且會形成食道靜脈瘤，造成吐血的現象。或是有所謂肝性昏迷，患者突然失去意識。

〈檢查方法〉

過去由於缺乏早期症狀，因此當肝癌發現時往往都已經為時已晚，但是最近醫學研究已經使得肝癌的早期發現得以實現。早期肝癌的檢查方法包括經由血液篩檢，血液檢查中如果發現患者的肝功能異常，則須將他列入肝癌高危險群繼續追蹤，由此可以發現由病毒性肝炎所引發的癌症。

另一種檢查方法則是超音波或ＣＴ等，由於檢查過程不致造成患者痛苦，因此也有助早期發現的普及。

已經感染病毒的高危險群，三個月必須作一次超音波或腫瘤標計測定的檢查。由於超音波技術的進步，目前即使小至直徑一公分以下的癌細胞也可以及時發現。

另外還可藉由ＣＴ或ＭＲＩ作精密檢查。這些高科技檢查法可以辨識癌細胞或是其他組種，以避免誤診。此外血管造影檢查則需要住院。從大腿根的大動脈插入細小的管子，經由大動脈送達肝動脈，由此注入造影劑，借此拍攝血管的狀態。肝細胞癌可從動脈直接吸收豐富的養分，因此在造影片下，癌巢的影像比其他器官更清晰。

〈進行和轉移〉

B型或C型肝炎病毒的帶原者，由病毒的刺激至惡化成癌，一般認為需要十到二十年以上的時間，因此絕對不可疏忽追蹤檢查的重要性。

肝細胞癌的特徵是，腫瘤除在肝臟內增長之外，同時會轉移至肝臟內的其他部位。癌細胞在肝臟內，經由門脈血管蔓延到整個肝臟。這種現象稱為肝內轉移，是肝癌異於其他癌症的特徵之一。有時候癌細胞會在肝內各處同時形成。

如果肝癌進一步惡化時，會造成前面介紹過的腹腔內破裂，或是出現腫瘤在膽內破裂，造成閉塞性黃疸等現象。此外癌細胞蔓延至肝靜脈或門脈，會造成血管內腫瘤栓，或是血液循環性轉移。引發血液循環性轉移時，癌細胞會轉移至肺、骨或副腎。很少出現淋巴結轉移的病例則是肝癌的另一大特徵。

相對的，膽細胞癌引起淋巴結轉移的機率則相當高，加上膽管可分左右兩個分支，因此原本只限於單邊的膽細胞癌往往會經由管壁浸潤到另一邊的膽管，有時甚且會在肝臟內的膽管四周形成大塊的腫塊。一旦惡化時，肝臟入口附近的癌細胞會阻塞左右的膽管分支，造成閉塞性黃疸。

但是只要癌細胞不轉移到致命的部位，病例顯示仍有肝癌患者存活相當長的時間。因此就肝癌而言，不如說肝硬化的程度才是決定存活期限的關鍵所在。

〈治療法〉

一旦發現肝癌，最佳辦法應該是及時手術切除。肝細胞癌因為較少淋巴結轉移的憂慮，因此只要將罹患部位切除即可。當然依據癌細胞發展的狀態，切除範圍可分為局部切除、區域切除、葉切除（肝臟分成左右兩葉）等。由於肝臟本身的再生能力極強，只要肝功能運作正常，即使切除八〇％的比率，數週之後仍會奇蹟式的再生並發揮功能。

但是以目前外科技術能夠切除的肝癌病例仍然不多。可以手術的比率只有三〇％左右而已。因為癌細胞的發病部位無法切除，或是發現時已經蔓延至整個肝臟等因素，阻礙肝癌手術的進行。另一個致命因素是，併發症所引發的肝硬化。肝硬化時會造成正常細胞壞死，硬化成纖維狀。此時肝臟的再生功能嚴重低落，能夠切除的範圍受到極大的限制。

過去的技術很難準確的判斷肝硬化可以切除的程度，因此只要稍有失誤，往往會造成肝功能不全，導致死亡。但是最近評定所謂的殘肝功能（切除後，殘留肝臟的功能）有一定的基準可以依循。此外，配合超音波或CT的輔助，可以準確地判斷切除範圍，使得手術的安全程度突飛猛進。

除手術之外，也有其他多種治療方法。最具代表的是，探針(Katheter)動脈栓療法。肝臟內的癌細胞是從動脈的血中攝取繁殖所需要的營養。另一方面，正常細胞則除了動脈血管之外，也從門脈血管吸取養分。針對這項特徵，因而有暫時阻斷動脈血流，以切斷癌細胞營養供給管道的醫療構想。

具體而言，是將一種稱為探針的細小管子，從大腿根的大腿動脈插入體內，經由大動脈送到肝動脈。然後在癌巢附近的動脈附近，經由管子注入可以阻塞血管的物質。動脈一旦受到阻塞，癌細胞便無法獲取養分，最後終於自然消滅。最近也嘗試在注入的阻塞物質中加入抗癌劑，以使得藥劑在局部能夠長時間發揮藥效。

此外，也有利用超音波鎖定目標，從皮膚表面將細針刺入肝臟，直接注入酒精或是抗癌藥劑，以摧毀癌細胞的方法。這些治療法不僅對早期發現、外型較小的癌巢有效，同時對於無法接受手術的患者也是最有利的方法。

手術再配合上述的治療法，三位一體充分運用之下，對於提升患者的存活率有相當卓越的貢獻。目前肝癌患者的存活率確實已經改善，即使是一再復發，在各種治療法的配合下，最高可存活五年，甚且有長達十年的報告。

膽道癌

膽道的功能是負責將肝臟製造的膽汁排到十二指腸。膽可分為膽道和位於膽道中間呈茄子狀的膽囊兩部份，因此膽癌又可依發病部位分為膽道癌和膽囊癌兩種，發病的比率各占一半。

根據統計顯示，膽道癌患者以男性居多，而膽囊癌則以女性患者占多數。而兩者都以六〇歲以上的高齡人口罹患率最高，目前有逐年增加的趨勢。

〈症狀〉

膽囊癌在早期階段沒有明顯的症狀，如能因為併發的膽結石，而在診斷、手術中早期發現癌細胞，應該可說是較幸運的個案。膽囊癌不僅症狀不明顯，此外另一特徵則是，膽囊壁只有一～二公釐的厚度，所以癌細胞很容易便會浸潤到四周的器官。也因此發現時病情往往已經相當惡化。

膽囊癌最常見的症狀是右側上腹部疼痛，或原因不明的發燒等。此外，因為黃疸而察覺病況的情形也相當多。黃疸的主要症狀是眼白、手掌和皮膚發黃。這是由於排泄管道受阻，膽汁滯留在肝臟內，後經血液逆流到全身各處，膽汁的黃色素沈澱後逐漸浮現皮膚的結果。

膽囊癌到出現黃疸時，這表示癌細胞已經蔓延到鄰近的膽道，因此應該也可說是相當惡化的階段。膽囊癌進一步惡化時，用手直接觸摸就可在右邊的上腹部察覺有異常的塊狀物。

而膽道癌的症狀則是因發病部位的不同而略有差異，不過大致而言都會出現黃疸現象。這是由於癌塊阻塞膽道，引發閉塞性黃疸所導致。不過在此之前會有發燒或上腹部隱隱作痛等前期徵兆，而這些徵兆和感冒類似，因此往往會疏忽。這類前期徵兆重複二～三回之後，便會出現黃疸。

此外，膽結石及胰膽道合流異常也是形成膽道癌的因素之一。膽結石和膽囊癌間關係密切，膽囊癌患者中約有六成罹患膽結石。相對的，因膽結石手術而在膽囊中發現癌細胞的比率則是二～三％。同時隨著年齡的增長，併發膽囊癌的比率也相對增高，七十歲以上膽結石患者中約有一〇％併發癌症。

膽囊癌的罹患率不到萬分之一，而由膽結石併發的比率又如此高，由此可知兩者之間的關係多麼密切。而膽結石可能出現發燒、疼痛，偶爾也有黃疸的現象，由上述的說明也可明白，這類的症狀出現時絲毫疏忽不得。

天生胰膽道合流異常的患者和癌症之間的關係，最近相當受到矚目。所謂胰膽道合流異常，是指胰管和膽道在異常部位相連。日本每年經診斷為合流異常的患者大約是二〇〇～三〇〇人。而這類患者同時罹患膽囊癌或膽道癌的比率高達三〇％。由二十幾歲的患者開始，年齡愈高者罹癌的比率也相對提升。而六十歲以上的患者同時罹患癌症的比率竟然高達五〇％。因此胰膽道合流異常現象應可說是癌症的前期症狀。

胰膽道合流異常其實有許多症狀可供參考。胰膽道合流異常的患者在孩童時期會有突發性腹痛或高燒，偶爾也會出現黃疸，但多屬於短暫性，因此往往無法及早診斷病因，導致成人後罹患癌症，往往是事後追究原因時才驚覺到這種疾病的嚴重性。如果在癌症形成之前，及時發現合流異常現象，經手術治療便能避免膽道癌。膽囊、膽道癌儘管發覺不易，而且症狀不明顯，但是只要能早期予以切除，目前的手術技術成功率幾乎已經達到百分之百。因此，合流異常或膽結石的高危險群自不在話下，包括健康者在內，千萬不可因外表健康而掉以輕心，務必要保持定期健康檢查。

〈檢查方法〉

膽囊癌雖然症狀不明顯，但是，最近日本因定期檢查而早期發現膽囊癌的病例日漸增多。這主要是因為超音波檢查的普及，診斷準確度大幅度提升所獲致的結果。不僅膽道癌而已，超音波檢查對於其他膽囊相關疾病的診斷也非常有效。

根據數據顯示，在無症狀下接受健診的成人中，察覺罹患膽結石的比率約是八～一〇%，而發現腫瘤的比率大約是二%，其中也包含癌症患者。當然發現的腫瘤中，究竟是否是癌症仍然需要進一步檢驗才能確定。

膽囊中的息肉多數都是膽固醇腫瘤，或發炎性腫瘤，而超音波檢查固然可以診斷膽囊中是否有息肉存在，但是卻無法分辨究竟是不是癌症的初期狀態。

目前可以確定的是，一五公釐以上的息肉幾乎都是癌塊。同時如果是個別存在的情況，有八〇%的機率是癌。由於膽道無法作切片檢查，因此只有依靠儀器的畫面或表面狀態作為診斷依據。如果無法確定時，必需每三個月一次定期檢查，以追蹤後續變化。當可疑性相當高時，還是需要進行手術以保安全。

如果是進行中的膽囊癌，只憑儀器上的畫面便可以確定。有關轉移或浸潤狀況的檢查以超音波為主，可以確實掌握病情的發展。

閉塞性黃疸經常是發現膽道癌的重要管道，但是在出現黃疸之前往往難以診斷。不過最近也有在黃疸前的階段便已察覺膽道癌的報告。

血液中的蛋白酶如果出現異常，即表示有膽道癌的可能，而經由超音波的檢查就可以確認蛋白酶的數值是否正常。此外檢查方法還包括ＣＴ、內視鏡性超音波檢查法、血管造影法、經皮性膽道造影法等。一般多是結合數種檢查，綜合結果之後才下診斷，而其中除ＣＴ之外，都需要住院檢查。

〈進行和轉移〉

膽道壁的結構非常薄，同時經常都有液體在其中流動，因此即使癌細胞開始繁殖，到足以妨礙膽汁排出的過程需要相當長的時間。但是相對的，癌細胞向膽道四周浸潤或轉移的速度卻非常快，也因此發現時多數都已經相當惡化。

而膽道癌中所謂的進行癌，表示癌細胞幾乎都已經直接浸潤到肝臟，或轉移到十二指腸及大腸。同時，膽道癌也會直接浸潤到胰臟，當然淋巴結轉移也是無可避免。

此外，膽道附近有所謂的肝動脈和門脈等重要血管，因此膽道癌的另一特徵便是血液循環性轉移的機率相當高。

〈治療法〉

膽囊、膽道壁雖然很薄，但是仍和其他器官一樣，有黏膜、黏膜下層、肌層、漿膜下層、漿膜等的組織結構，因此癌症治療的預後就需要依據癌細胞滲透的程度來決定。

如果癌細胞仍局限在肌層，只要切除膽囊和膽道，治療率都高達百分之百。但是如果已經深入漿膜下層時，治療率為四〇%，而如果進一步已經突破漿膜時，比率則降至五%，而且存活五年以上的機率非常小。

膽癌發現時機越早，不僅手術越簡單，同時治療效果也更卓越。至於蔓延至漿膜下層以及漿膜層時，存活率究竟能夠提升多少，正是我們外科醫師亟待全力突破的關鍵。

目前進行的擴大手術，除膽囊、膽道外，連同部分肝臟、胰臟頭、十二指腸，必要時包括胃和大腸，乃至周圍的淋巴結和重要血管在內都需要加以切除。由於治療膽道癌的需要，擴大手術的切除範圍必須包括肝臟和胰臟在內，也因此至今手術中死亡的比率仍然很高，因此醫學界也熱切希望早日能有所突破。

整體而言，可以手術切除的比率仍只占四成而已。膽囊癌的患者當中，根據診斷半數以上都已經超越外科手術的治療範圍。而目前為止除手術之外，仍未發現其他有效的治療方法，因此，許多患者唯有等候死神的召喚。

無法手術的狀況之下，可以利用經皮性膽道導液法(drainage)，減輕黃疸的症狀。此外，如果十二指腸受到阻塞時，權宜的辦法就是將胃和腸加以連通，之後再利用抗癌藥劑或是放射線，單就表面症狀予以治療。

胰臟癌

胰臟位於胃的後方，屬於實質器官，其主要功能有兩項，分別是外分泌功能和內分泌功能。每日將2公升含有大量名為胰液的消化激素（澱粉酶、脂肪酶、蛋白酶）排送到十二指腸，這是胰臟的第一項外分泌功能。藉此可以消化蛋白質、脂肪或炭水化合物等營養份。另一項功能則是，將可以調節血糖的荷爾蒙（胰島素、高血糖素）送到血液中，即所謂的內分泌功能，如果血糖調節功能失衡就會導致糖尿病。

胰臟由和十二指腸相連的部位開始，依序是胰頭、胰體、胰尾三部份。而胰臟癌依據症狀以及治療方法的不同，大致可分為胰頭癌和胰體尾癌兩類。其中胰頭癌的比例大約是胰體尾部的三倍。

罹患率以六十歲以上者居多。日本每年的罹患人口大約在一萬人左右，有逐年增加的趨勢。

〈症狀〉

胰臟癌也沒有所謂明顯的初期症狀，但是兩種胰臟癌在初期都有不定期性腹痛的傾向。

此外，癌細胞逐漸阻塞胰管時，會像急性胰炎般，引發劇痛。

罹患胰頭癌時，最初出現的症狀是黃疸。隨著癌細胞的蔓延，出現黃疸的機率逐漸升高。

胰體尾癌並不會出現黃疸，但會有經常性的背痛和腰痛，惡化時會出現腹瀉或便秘的症狀。

此外，胰臟癌和糖尿病間有密切的關係。胰臟癌患者會突然出現糖尿病的症狀，原先就有糖尿病的患者則可能病情惡化。食慾低落、體重嚴重下降等也是癌症惡化的徵兆。

最困擾的是，初期出現上腹痛的症狀時，極少會懷疑是胰臟癌。因為胃和膽囊的疾病也有相同的徵兆，因此往往會忽略了。所以初期診療時，最好也能將胰臟癌列入考慮。更重要的是，即使懷疑是胰臟癌，但是否能夠依循正確的檢查管道，可說是患者生死存亡的重要關鍵。

不僅是醫師而已，希望每一位患者都能意識到胰臟癌的存在，賦予關心，並確實接受檢查。

〈檢查方法〉

胰臟癌診斷的第一步是血液和尿液的檢查，藉此測量胰臟所分泌的激素，尤其是澱粉酶、脂肪酶、蛋白酶等。而經由腫瘤標計測定對於胰臟癌也會出現比較特殊的反應。此外，超音波、ＣＴ、ＭＲＩ等儀器的影像診斷也都相當有效。

若要精確地掌握詳細狀況，則採用內視鏡性胰膽道造影法。現在醫學界透過這些血液檢查、超音波、ＣＴ、內視鏡性胰膽道造影法等方法的綜合使用，以期能找出早期的小型胰臟癌。

此外，進一步詳細追蹤檢查時，可合併使用ＣＴ、ＭＲＩ以及腹部血管造影的檢查技術。

〈進行和轉移〉

胰臟到底長在何處，形狀如何，可能是很少人能夠答覆的問題。其實胰臟位於胃的後側，長約一五公分，寬約三公分，厚約二公分，外型彷彿是攤平的蝌蚪一樣。

胰臟頭位於腹部的右側，左側則是胰體尾部份。而負責通導胰液的胰管就橫列在中央，和十二指腸的所謂乳頭部相接。癌細胞在胰臟的任何部位都可能形成，而當癌塊的直徑超過二公分後就會突出於胰臟之外。

胰臟的四周縱橫著許多血管、淋巴管和神經等。癌細胞一旦擴散到此，當然就會引發淋巴結轉移或是肝轉移。此外，胰頭癌如果一旦造成閉塞性黃疸，這意味著癌細胞已經感染鄰近的膽道。而且如果轉移到神經時，將會給患者帶來莫大的痛苦。

不過雖說是胰臟癌，只要仍在胰臟內，而且大小不滿一公分時，這表示癌細胞尚未轉移，仍然有治癒的機會。

只是雖然是早期胰臟癌，根據形成的部位，有時即使很小的癌塊也有性命的威脅，也因此對於胰臟癌目前仍然沒有明確的界定基準。除此之外，一直無法發展出可以早期診斷的簡易方法，也是促使胰臟癌被列為重大癌症的主要因素之一。

無論如何，及早發現、及早治療仍是戰勝癌症的不二法門，因此首先要呼籲大眾關心胰臟這個器官。如此一來，專科醫師或研究學者自然會增加，而團體健康檢查或個人健診時才會將焦點放在胰臟癌上。胰臟癌的增加速度和大腸癌不相上下，在此殘酷的現狀之下，只有懇切地作此呼籲。

〈治療法〉

九〇%的胰臟癌都是形成於胰管的上皮，這也正是難治癌症的典型之一。

無論如何即使是胰臟癌，仍不外乎及早發現，並予以切除的基本治療原則。過去胰臟癌的治癒率可說是乏善可陳。或是手術中死亡，或是手術後不久再度復發，令人扼腕不已。到幾年前為止，存活三年以上的病例還是十分少見。

最近醫學界也有報告顯示，已經可以找出小型的癌塊，而在此程度之下只要適度治療，長期存活的機率極大。不過終究接受手術切除的患者中，八〇%都是屬於stage III或IV，癌症已經惡化到某種程度，因此療效有限。當然發現時已經無法手術的病例也相當多，切除率仍只占四〇%而已。

已經開始蔓延的胰臟癌可採擴大手術治療法。如果是形成於胰頭部的進行癌，除胰頭部以外，十二指腸、膽囊、膽道、胃或部分的空腸在內都要予以切除。而殘存的胰臟或膽道、胃再分別和腸縫合，手術相當複雜。如果癌細胞惡化情況更嚴重時，擴大手術的範圍需包括後側的門脈、動脈，或是神經，然後再進行血管重建手術。

胰體尾癌的情況，有時只要將胰體尾部切除即可。但是如果已經開始蔓延時，周圍的器官也要予以擴大切除。此外，目前也採行將胰臟完全摘除的手術方法。

儘管為數仍然相當有限，但是經由這類擴大手術，成功地達到治癒切除，患者因而得以長期存活的報告也已經出現。

對於無法施以切除手術的患者，一般採用權宜的治療方法，藉此緩和痛苦、改善黃疸或消化管的阻塞現象。至於胰臟癌所引發的劇痛，可以在ＣＴ檢查的同時，由神經叢中注入酒精，對於緩和患者的痛苦相當有效。

此外，放射線治療，或抗癌劑等雖也可列入考慮，但是遺憾的是，和其他器官相比療效十分有限。

胰臟癌中有一〇％的比率預後的成果相當不錯。這類胰臟癌包括囊胞腺癌、島細胞癌、黏液性胰癌，都屬於較特殊的類型，這類癌症不僅切除率高，同時切除後五年以上的存活率達到七〇％，十分令人欣慰。

第六章 與癌共存

多次的早期發現、早期治療

A先生，今年春天剛滿六十四歲，從事自營業。距今十年前，經某診所轉介到我的門診。之後每隔三個月相會一次，已經成為我們之間的慣例。

「呀，又到了再見面的時候了啊！」

「這次又怎麼樣？」

這是我們之間每次見面的開場白。三個鐘頭之後，因緊張而緊繃著臉的A先生又再度進入我的診療室。

「這次，沒問題，沒問題。」

聽到沒問題的消息後，笑顏才逐漸在他臉上綻放開來。沒錯，A先生正是定期到醫院作復檢的癌症手術患者。

A先生和太太兩人為商場日夜忙碌，而就在女兒出嫁的偶然機會下，接受個人健康檢查，才赫然發現罹癌。A先生夫婦在商量退休後的生涯計劃時，不意間談到接受健康檢查的話題。A先生平日飲食正常，喜歡喝酒但也僅止於晚餐時小酌的程度，雖然不運動，但是身體狀況大致良好。「差不多年歲也到了……」，就在這種非常曖昧的動機下，夫婦倆接受了健康檢查。

結果，獲判一切正常的只有太太一人而已。而A先生則發現肝臟異常，必須再度接受精密檢查。為了安慰自己不安的情緒，再度前來醫院時只有自我解嘲似的：

「大概是因為最近喝多了吧！」

報告經檢驗診所轉到我手中，病歷卡上確實明白地記載著疑似肝癌。即刻為他安排超音波檢查，結果在畫面上發現直徑二公分左右的癌腫。依據畫面診斷，認為沒有肝內轉移的現象，判定應該屬於早期癌。為了能夠進一步詳細檢查，因此要求患者住院。

聽到院方如此一說，A先生非常不安的反問，

「應該不會是癌症吧？」

接到住院檢查通知時，幾乎所有的患者都會異口同聲地提出這個問題。

「現在不能給您任何答覆，就是為了釐清疑慮所以需要進一步檢查。」

這也可說是院方千篇一律的答覆了。對於門診的患者，一般只能說明到此。而即使已經確定罹患癌症，如果是確實能夠痊癒的早期癌症時，有時也會知會患者本身，不過原則上多半會隱瞞當事人。

結果，住院經過精密檢查之後證實，果然是肝癌。由於其他的器官仍未受到影響，所以手術只切除一部份的肝臟，一個月後平安出院。之後肝臟順利再生，患者也得以恢復正常生活。

也是基於患者家屬的希望，我們只告訴A先生是良性腫瘤的手術，但是為了觀察手術後的恢復狀況，每隔三個月必須回院復檢。藉此確實追蹤，如果復發也可及早處理。

經過四年後，正當患者本身和家人要鬆口氣時，竟然發現復發的徵兆。雖然只是直徑不滿一公分的小黑影，但可以確認是肝臟又出現腫瘤。

這次的位置和前次切除點距離約十公分，「所幸發現的早，總有辦法應付」，對於二度手術我可謂相當有信心。

儘管我信心十足，但是本人卻逐漸感到不安。感到不安也是人之常情，因為再度手術不正意味著癌症復發嗎？事實上即使不是癌症也有復發的可能，只是癌症的恐怖受到過分渲染，所以特別引人憂慮。

由於患者本身開始起疑，同時也涉及後續的處置問題，因此和他太太商量結果，決定將事實真相告訴本人。當然原因之一也是，根據復發的狀況看來，並不是十分惡性的腫瘤，而且根據多年診斷肝癌的經歷，研判並非不治之症。所以除了據實告訴病人之外，同時附帶一句，「今後或許會再復發，但是只要及早發現就沒有問題。」

剛得知事實真相時，A先生似乎受到相當大的衝擊，整個人充滿不安的情緒。但是經過一段時期之後，反倒是十分釋懷地，經常回院接受復檢。

第三度復發是在二年之後。由於曾經復發過，所以檢查十分留意，儘量配合各種儀器，徹底觀察。結果第三度發現的癌塊只有五公釐左右大小。和前次一樣，復發的地點屬於安全區域，所以選擇較簡易的治療方法。也就是在局部注入酒精，使癌細胞死亡的方法。此方法不需要腹部開刀，只需從皮膚表面透過超音波鎖定目標刺入導針即可，病患的負擔減輕不少。

第三次手術距今已經四年，自首次發現肝癌以來也已經邁進第十年，現在，A先生依然每三個月一次準時接受復檢。

「醫師，好事不過三，癌症已經關照我三次了，總該放過我了吧？」

近來A先生似乎已經相當豁達，可以如此自我嘲解。經常生活在癌症陰影下的生活，我們固然可以想像，而二度復發，三次手術所受的身心煎熬又豈是一般人可以體會。但是，A氏還是活下來了。今年已經六十四歲但仍然精神奕奕地工作著，且言談間還流露著三度突破難關，戰勝病魔的自信。

早期發現、早期治療是對抗癌症的鐵則，這項觀念應該已經非常普遍，但是能夠真正付諸實施的又有幾個人呢？多數人總是推托工作繁忙，因此能夠定期接受健康檢查的人可說微乎其微。

與其在自覺症狀出現後才張惶失措，不如健康時主動檢查，即使是像肝癌般棘手的病症，只要早期發現，仍然有生還的機會。更何況胃或腸等部位，由於早期發現的確使得癌症死亡率大幅度降低。

和醫師充分溝通

日本成年男子平均三人就有一人有痔瘡的困擾，正因為是如此一般性的疾病，所以多數人都不以為意。事實上健康管理最忌諱就是對痔瘡掉以輕心。因為大腸癌的症狀就和痔瘡非常類似，如果因誤認而造成疏忽，最後不免會延誤治療時機。前節中強調的是，絕對避免擅自判斷，而B先生的例子多少有些不同。

B先生自三十幾歲開始就受到痔瘡的困擾，由於出血以及疼痛的狀況不是很嚴重，因此只是必要時使用塞劑或熱敷方式暫時控制。但是就在五十五歲前後，突然有大量便血的現象。由於狀況和往常不同，因此感到不安而到專科診所治療。

醫師診斷結果認為是痔瘡引發的大量出血，必須手術治療以絕後患。而當時B先生也正巧完成一筆大額契約，工作暫時告一段落，因此當下決定接受醫師的建議。

向公司請假一週住院，手術過程也都十分順利。但是出院後傷口感到疼痛，同時仍然有黑便的現象，不過醫師說明是手術後短時間內會出現的正常現象，因此也就不以為意。而B先生也以為就此可以和困難多年的隱疾告別，所以感覺格外的放心。

手術後一段時日，雖然傷口已經不再疼痛，但是黑便的現象卻完全沒有改善。一個月過去，二個月過去，醫師的答覆依然是：放心，很快就會復原。雖然也作肛門檢查，但是檢驗報告仍然是一切正常。

對於如此的結果B先生終究無法釋懷，同時也開始懷疑是否是手術失敗，或者根本是某種惡疾在作祟，而不是單純的痔瘡。而令人擔憂的黑便現象依舊持續不止，B先生的不安也達到極限。

「到底是怎麼一回事?」

「不是告訴你了嗎，再一陣子就沒事了！」

「這簡直是難以置信！」

最後忍無可忍，終於和主治醫師引發爭執。

B先生出現在我的診療室時已經是手術後三個月的事情。他以顫抖的聲音，說明前後的經過，同時希望能進一步詳細檢查。

一般由其他醫院轉診過來的患者都有醫師的介紹函以及病歷資料，但是B先生則是情況特殊，完全沒有任何資料。緊急作直腸內視鏡檢查，在距離肛門約十公分的位置赫然發現癌細胞。

進一步住院檢查結果，發現癌細胞不僅開始蔓延，而且已經浸潤到膀胱。一旦動起手術，不但要裝置人工肛門，同時會影響到膀胱。由於狀況相當危急，在經過病患家屬同意之後，也將病情完全告訴患者本身。

手術切除後仍然保留下一部份的直腸。這種情況下一般即使不用人工肛門也無大礙，但是證實膀胱已經受到侵襲，並且也已經有淋巴轉移的現象，因此我仍然選用植入人工肛門的手術法。而且依病情判斷，其他器官再度復發的可能性也相當高。

手術後三個月一次的定期復檢當然是在所難免。手術後二年半的一次復檢中，很遺憾的在肝臟再度發現癌細胞。在及時手術之下，直徑三公分的癌細胞所幸能夠順利切除。

二度手術之後五年，B先生再度上手術台。但是這次卻不是和癌症的生死搏鬥，而是為了從人工肛門中獲得解放。肝轉移之後已歷經五年，體內確認完全沒有殘留癌細胞。而患者本身也相當有信心，因此決定手術去除不便的人工肛門。經由手術將當時殘留的一節直腸縫合，B先生就此可以從肛門自然排便，恢復原有的正常生活。

和B先生結識以來已經過了十二個年頭。如今每半年一次的復檢，B先生也都是談笑風生，和當時心力交瘁、焦慮不安的景況有著天壤之別，甚且有些體重過重的現象。當初痔瘡手術後能夠警覺到自己身體的異常，這是B先生能夠制勝癌症的關鍵所在。

痔瘡專科雖然相當多，但是如果技術僅止於肛門檢查的醫療機構，當然無法診斷大腸的症狀。痔瘡和大腸癌的症狀十分類似，如果察覺異狀，最好還是能接受大腸的全面性檢查。

現在醫療專科區分非常精密，治療痔瘡到專門醫院的確是最佳選擇，但是即使接受了痔瘡治療，能否進一步檢查大腸的狀況，這可能就是生與死的抉擇所在。

決不輕言放棄

如今擴大手術已經是治療進行癌的基本療法。但是距今二十年前卻只有少數醫院進行這類手術。

以下的病例是發生在十八年前。一位外縣市患者——Ｃ太太由先生帶著病歷卡到醫院來求診。病歷顯示癌症形成於胃的入口處，而且已經蔓延至食道。由於吞嚥食物感到堵塞才到醫院檢查，結果發現罹患癌症。

Ｃ太太的主治醫師認為手術已經無力回天，所以建議採放射線治療。當時醫師向家屬宣告只剩半年的存活時間。

但是Ｃ先生無論如何都不願放棄，透過種種管道，收集所有可能的資料。他不僅洽詢所有的親朋好友，甚至包括公司上司乃至業務關係人、各大醫院等，不放棄絲毫的希望。除放射線治療之外，Ｃ先生一心希望求得手術治療的機會。

「或許有醫師願意為我太太手術吧?」

就在這種強烈的意念下,C先生出現在我的診療室。

根據X光片顯示,癌細胞雖然已經浸潤到食道,但是似乎還有手術的希望,因此便安排患者住院檢查。

不多久,C太太轉來本院,由於是從外縣市轉到東京的醫院,所以顯得有些緊張。

「醫師說沒問題,但是我先生就是很囉唆……」

C太太的口氣顯得很輕鬆,似乎是刻意要緩和不安的情緒。不過,雖然本身也相當擔憂,但終究不知道是癌症,所以自然就不覺得事情的嚴重性。

「胃潰瘍是不是一定要手術?有沒有其他可以治癒的方法?……」

「嗯……,檢查看來應該是潰瘍,但是範圍相當大,所以還是手術割除比較妥當。」

「但是原來的醫師說不需要手術就能痊癒……」

手術能免則免,這應該是多數人的心聲。更何況是經由火車、飛機輾轉來到人生地不熟的東京接受手術,想必是不安至極。也因此患者本身似乎很難接受手術的事實,但是當時的狀況已經不容許再空耗時間了。

「如果潰瘍範圍只限於胃，那或許還好處理，但是您的潰瘍已經擴大到食道入口，所以吞嚥食物時才會感到困難，如果更惡化時，可能連水份都無法通過。」

「……」

「手術的話，以後吞嚥食物就不會有堵塞的感覺，會感到比較輕鬆。」

一句句盡可能解說明白，最後終於說服C太太接受手術。在會診室外面等候的C先生知道後也感到鬆了口氣。

手術在一週以後實施。住院一個半月之後，順利出院。雖然當時患者的癌細胞已經開始蔓延，但是很慶幸往後都沒有復發的現象。

目前食道癌以及胃賁門的癌症切除手術在日本已經是十分普遍的治療，但二十年前卻是只有一部份醫院才能完成的最先端醫療措施。因此C太太得以痊癒應該是先生東奔西走，努力求醫的最佳回報。

目前已經陸續開發成功許多新式治療法，而醫學界當前的最大考驗就是，如何配合各項療法，以達到最高療效。為了避免日後追悔莫及，院方和醫師的最大課題就是從各種角度收集各類資料，建立精確的判斷基準。

就近可以診斷的執業醫師

D太太現年七十四歲，是一位非常樂觀開朗的老人家。去年春天剛動完第二次手術時顯得相當疲憊、憔悴，但是經過一年的休養，現在不僅氣色佳，而且也恢復以往開朗的笑容。

「那時想，我鐵定沒救了。」

這句話是她最近的口頭禪。的確，七十歲的高齡還二度接受手術，感到希望微渺是必然的現象。

D太太是在四年前發現罹患胃癌。剛開始發覺胃部不適，就近到經常看病的診所檢查時才發現端睨。

這位醫師診斷患者為早期胃癌後，因此介紹她到某家消化系統專門的大型外科醫院轉診。經仔細檢查結果，確定就是初診的早期胃癌，因此手術除切除一部份胃之外，並且將淋巴結一併予以括清，算是相當典型的胃癌手術。手術後的病理檢查得知，癌細胞主要仍在黏膜下層，淋巴結方面只在第一群部位發現一個而已。雖然已經出現自覺症狀，但還停留在癌症的早期階段，這種病例雖然不多，但是也絕非僅有。

Ｄ太太於手術後一個月出院，之後也定期到原先的初診醫院接受復檢。

如果是早期癌症，復發的機率應該相當低，但是就在三年後的一次超音波檢查中，在胰頭部位發現一塊小陰影。這位醫師擔心是癌症復發，因此立刻請Ｄ太太到原先手術醫院再度接受精密檢查。

但是該醫院無論如何都無法找到癌症復發的確實證據，而且就手術當時的症狀而言，也不應該有復發的情形。透過ＣＴ檢查，診斷胰頭部的陰影應該是發炎症狀。但是這位個人執業醫師無法苟同，

「不對勁，總覺得似乎是癌細胞。」

據說就在疑處中再度觀察了三個月。結果直到腫瘤標計值上升，腫瘤也變大之後，Ｄ太太才經由介紹來找我。經過精密檢查之後發現，果然是胰頭部附近癌症復發。

當然事態已經相當緊急，必須立刻進行適當治療。癌症復發的手術比較複雜，對於患者的身體會造成相當大的負擔。顧慮到Ｄ太太的年齡，因此會診的醫師中也有人主張採用化學療法。但是我堅決主張手術治療。當時所持的理由有兩個。一是復發的範圍還限於局部，二是，根據以往的經驗，Ｄ太太的體力仍然足以承擔這次的手術負荷。

手術將原本殘留的胃和十二指腸、胰頭部、膽囊、膽道，以及一部份的大腸都予以割除，規模相當龐大，但是D太太終究不負眾望，打了個漂亮的勝戰。

手術後已經一年，不僅恢復正常的生活，而且總是神采奕奕地出現在我們面前。

當初如果不是原本的主治醫師十分謹慎，可能連手術的機會都沒有。由此可以獲得一個啟示，像D太太一樣擁有一位能夠輕鬆門診，同時又非常認真負責的醫師，是非常重要的。而且如果碰到像這位主治醫師般，洞察入微的醫師，則更是三生有幸。

在此想問各位一個問題，人類適合接受手術的年齡到底有沒有極限？當然，任何一項手術，首先要確認是否有所謂「手術適應」的問題。就癌症而言，根據病情的發展，有所謂的局部適應，表示是否能夠做局部切除，至於患者全身的狀態是否適合接受手術的判斷則稱為全身適應。目前唯有符合這兩項適應基準後才能談論手術問題。

以前有所謂年齡適應的考量。過去七、八十歲的高齡患者，不僅本人拒絕，就連家屬也多數難以接受。同時醫師本身也會積極說服患者放棄手術，這種觀念曾經持續很長一段時間。但是隨著高齡化社會的到來，同時外科技術也日益精湛，所以七、八十歲還能動手術，或是接受手術的病例已逐漸增多。

當然主要仍需依據患者個人的體能判斷。不過，目前已經有九十歲的高齡，克服相當困難的消化系統癌症手術，順利存活的案例。

癌症罹患率增加和社會的高齡化現象有密切的關係。隨著年齡的增長，罹患癌症的人口自然增加，因此，決不要因為年事已高就輕言放棄就醫的機會。而如果希望健康又長壽，定期檢查是不二法門。不分年齡與性別，早期發現、早期治療是拒絕癌症威脅的唯一祕訣。

培養知識和醫師聯繫

「醫師，我認為我得了這種病……」

進入診療室的E太太，拿出某雜誌的剪報，開門見山的提出她的觀點。往往患者經由大眾媒體或口耳相傳，大致來求醫前，對自己可能的病情都有一些概括的認識。但是像這樣，直接拿著剪報來見醫師的患者倒不多見。

當時的確略微吃驚，不過仔細一看，原來是一篇有關「胰膽道合流異常」的報導。

E太太是一位四十五歲上下的家庭主婦，四年前開始有突發性劇烈腹痛的現象，也幾次到大醫院接受檢查。但是三次診斷結果都是疑似膽結石，但卻又找不到結石所在。由於腹痛都是短暫性現象，事後也就置於腦後，因此拖延了許多年。

就在偶然機會下，翻到某雜誌的健康專欄，發現十分特殊的病名，經仔細研讀發現和自己的症狀非常相近，因此才拿著剪報到醫院求診。

第五章中也曾說明過，胰膽道合流異常屬於先天性異常，也可說是膽道癌的前兆。當知道不僅會不定時疼痛，同時有惡化成癌症的可能時，E太太著實非常驚慌，更何況症狀已經早在幾年前就已經出現。

經門診超音波檢查證實膽囊已經出現癌細胞，因此立刻緊急住院，準備手術治療。

住院後透過內視鏡性胰膽道造影檢查，確定原本是先天性胰膽道合流異常。當時癌細胞已經蔓延至膽囊的漿膜下層，同時淋巴結也已經診斷為陽性，確實有轉移現象。就在千鈞一髮之際，及時手術割除。

E太太手術後共住院兩個月。

手術後已經四年餘，E太太仍然定期回院接受復檢。患者本身對於是否會復發感到非常不安，但是身為醫師的我每次復檢都感到信心十足。

E太太偶然間經由雜誌報導，促使自己追查自己的病情。這樣的幸運兒雖然不多見，但是多收集各類訊息確實有助早期發現各類器官的癌症。

例如，有患者發現自己的大便變得很細，和以往不同，因此來求診。原因是在報紙看到大腸癌的報導，感覺症狀十分類似。檢查之後，果然發現大腸癌。

此外，也有患者在其他醫院接受大腸手術，之後聽說極容易轉移到肝臟，為了找尋肝臟的專門醫師，因此到本院來求診。根據這位患者表示，由於從專門書籍中得知，即使癌細胞轉移的肝臟，仍然有存活的機會，因此非常冷靜地採取下一步的行動。

當然也有患者基於聽到的訊息，誤認為自己得了癌症，檢查之後發現沒有任何異常的例子也不少。但是無論如何都已經過檢查證實，而且自己也認同檢查結果，因此也就可以釋懷。而且這也表示人們關心自己的身體，這對於癌症的克服應該說是可喜的現象。

但是最令我們擔憂的是，一般社會上的訊息未必正確。某些資訊為了促銷目的，可能有過度誇大宣傳的傾向，或是一些外行人以專家自居，隨意給病患許多建議，這都非常危險。

因此決不可輕信單一的訊息，最好能同時有幾項消息印證。同時也聽取專家意見，作出理性的綜合判斷，這才是自我開拓生機的關鍵。

永不放棄生機

過去結核病對日本人造成極大的威脅，高居死亡原因之首。但是今天抗結核菌的藥劑已經問世，只要適度服藥，都可以獲得痊癒。特效藥研發成功，對於當時懷抱希望，長期和結核病抗戰的病人而言，可說是最佳的福報。

有關抗癌的藥劑目前已全面研發當中，可惜至今還沒有所謂的特效藥問世。但是，將來很可能像發現結核病特效藥一般，為患者捎來佳音。

因此無論如何都不能放棄求生的希望。努力奮鬥，等待有朝一日能夠戰勝病魔。

目前消化系統方面，外科手術切除為治療癌症的主要方法。只要能在範圍很小時早期發現，幾乎都可以很完全地將癌細胞予以切除。

問題就在於如果已經蔓延到其他器官時，手術切除能夠到何種程度？前面的篇章中也已經重複再三，醫學界一貫的努力就在於將已經感染部位，或是可能受到癌細胞感染的部位，在可能的範圍下一併予以切除。

當然這類的擴大手術自然會迫使病患必須忍受痛苦的復原過程，而且手術能夠順利完成固然醫師會感到十分欣慰，但是卻又無法保證不會再復發。這些正是癌症治療的可怕之處。

因此身為外科醫師的我們，必須針對每位進行癌的患者，依據個別狀況徹底檢討是否應該施以手術。當我感到左右為難，難以下判斷時，往往會想起F先生的一句話，「活著的感覺真好！」

F先生當時五十八歲，因為黃疸而住院。檢查之下發現，胰臟癌已經相當惡化。胰臟後面有條非常重要的血管，稱為門脈，當時也已經受到感染。

如果要手術治療，切除的範圍自然很廣，而手術後生活也會有很多不便。但是如果不徹底手術時，治療只能一時改善黃疸的症狀而已。而放射線或是服用抗癌藥劑，已經都於事無補。存活期間只有半年，充其量也只是一年而已。

我們也請F先生的家人一同商量，除說明種種治療法的可能性外，也討論是否應該將真相告訴患者本身。當時，太太和兒子要求能有一段考慮的時間，所以沒有立即答覆。

第二天，太太單獨到醫院表示，經過家人審慎考慮的結果，希望動手術，但是真正的病因要求保密。

我只回答，「了解」，便開始著手準備手術事宜。

開腹之後發現果然不出所料，癌塊已經突破胰臟，並且浸潤到門脈。因此切除範圍除了部分胃、十二指腸、膽囊、膽道、胰頭部之外，還包括淋巴結的括清、門脈切除、血管重建、神經叢切除等，手術的規模非常大，前後耗費五個鐘頭的時間。切除後的每個器官經病理檢查，證實切斷面都沒有癌細胞，這表示是治癒切除。

F先生雖然能夠承受長時間的手術考驗，但是這才只是痛苦煎熬的開端。最頭痛的是，由於上腹部神經切除，因此形成嚴重的腹瀉現象。

躺在床上的F先生總是側著頭問，

「醫師，甚麼時候可以復原呢？」

每當被問到這個問題時，我總是儘可能用開朗的表情回答，

「F先生，不是病菌作祟讓你痛苦，而是因為體內的壞東西都已經清除，身體為了適應新的狀況，所以努力在調適。所以啊，再忍耐一陣子。」

三個月後F先生終於出院，但是這並不意味著他病痛折磨就此結束。

腹瀉的狀況雖然有所改善，但是仍然沒有完全復原。身體狀況穩定後雖然恢復上班，但是由於腹瀉引起營養失調，因此也又幾次住院以補給營養。

「即使只切除胃也需要一段時間才能重新適應，更何況你切除的部位比較多，所以需要一段時間才能慢慢適應啊！」

我只有儘可能地給他精神鼓勵。而事實上F先生因營養補給需要住院的次數也確實慢慢減少，因此情緒上也逐漸鬆緩下來，臉上重新綻露笑容。

經過三年之後，F先生的內臟也逐漸調適過來，終於不再需要住院。同時，手術五年後也沒有癌症復發的跡象。

「F先生，恭喜你，因為你的努力，身體復原得很好。」

聽到這番慰勉的話後，F先生的回答卻是有些出乎我的意料之外：

「醫師，其實我得的是癌症對不對？我早就知道了。但是，活著的感覺真好！」

看著他滿臉惜福的表情，我實在無言以對，只能點頭附和。

既無法保證能夠痊癒，又必須忍耐肉體的煎熬，人類的痛苦可謂莫此為甚。但是F先生秉持著堅毅的求生意志，不僅戰勝病魔，同時非常幸運的能夠重新恢復社會生活。

不過我們不得不承認的是，在當今的醫療技術之下，雖然有強烈的求生意志，但是仍然不得不屈服於癌症病魔的患者，仍然為數頗多。

身為一個外科醫師，和癌症搏鬥，盡全力挽救患者的生命，是我一貫的信念，因此不斷地勇於向困難的癌症手術挑戰。但是面對殘酷的現實，也經常會感到失望、彷徨。這時候，F先生的「活著的感覺真好」便會在耳際響起，成為我最大的精神支柱。

第七章　揮別癌症的夢魘

癌症能否預防

人類已經明白結核是因為結核菌所引起，而赤痢的病因則是赤痢菌，因此只要防止這些病菌侵入體內，就能夠達到防治的效果。而且即使已經感染，只要服用可以消滅該病菌的藥物，就能確實得到療效，恢復健康。

至於癌症的情況又如何呢？要防治癌症首要之務當然就是探究癌症的成因。一部份癌症的成因已經在人類的掌握之下。例如，肝細胞癌多數是由肝炎病毒所引起，只要防止該病毒侵入體內就能達到預防效果。

B型肝炎和C型肝炎的病毒是經由血液感染。過去因為缺乏這樣的認知，因此輸血或注射時，針管成為主要的感染途徑，回想起來不禁令人扼腕。而現在，不僅輸血時首先要篩檢，以確定血液是否受到病毒的感染，之外，針筒也是用後即丟，絕不重複使用。

但是今天仍然有因為性交或是毒品注射針筒，甚至是因為刺青時經由針管而傳染的病例。不過肝炎病毒疫苗已經開發完成，希望借此能夠在早期階段達到肝癌防治的目的。能夠具有相關知識，同時提防可能感染的途徑，預料十幾年後肝癌將會銳減。

但是其他癌症就未必如此樂觀。雖然部分因素已經能夠掌握，但是由於癌症往往是由多重因素所引起，而這正是癌症防治的困難所在。致癌因素中可分為誘發因素(initiator)和促進因素(promoter)，彼此相互糾葛，關係複雜。

例如，醫學已經證實香煙中所含某種成分是肺癌的誘發因素，但是吸煙人口卻未必都罹患肺癌。

就消化系統的癌症而言，鹽份攝取過度會導致胃癌，而大腸癌和脂肪量的多寡息息相關等，醫學界早已證實。但是雖說鹽份和胃癌的導因有關係，但是據判斷鹽份應該不是直接因素，而是扮演加油添火的角色。此外脂肪也只是大腸癌的促進因素而已。

由此可知癌症的成因十分複雜，目前已經可以確定的因素仍然非常有限，絕大多數都仍在摸索之中。

儘管如此，消化系統的癌症終究和食物難脫關係。即使至今仍無法確定不良因素何在，但是可以確定的是，飲食習慣不當，煙、酒過量，保存劑、防腐劑等食物添加劑或農藥等，彼此相互複雜影響之下，都有促使癌症形成的可能。因此日常生活當中以下幾點值得注意。

飲食習慣中不可偏好單種食物，應該力求營養的均衡。鹽份和脂肪不可攝取過度，儘量多食用黃綠色蔬菜。節制煙、酒，適度運動並保持身體清潔。凡事適可而止，保持身心的健康。

同時，肉類煎、烤焦黑的部分和蕨菜都被認為是致癌物質，大眾媒體經常引為話題。的確，醫學的基礎研究中確實有這類的報告，但是這都是在大量食用上述烤黑的肉類或蕨菜之下才會發生，而我們日常生活中畢竟不可能食用如此大的份量，換句話說，一般飲食中食用的份量都不致於有問題。

如上述般，在日常生活中預防癌症，一般稱之為一次預防。但是這些注意事項並不只限於癌症而已，對於所有的疾病也都有事前預防的效果。不過即使生活非常規律，也未必能夠完全免於癌症的威脅，而這正是癌症的可懼之處。而對於正值壯年、活躍有勁的人而言，為了疾病預防勉強過著清修般的生活，反而會造成精神負擔，導致反效果。更何況累積數十年的飲食乃致生活習慣，一朝突然要全面改換，畢竟十分困難。即使有決心願意徹底改變生活習慣，但是癌症是經年累月長時間累積的結果，因此仍無法令人完全釋懷。

基於上述的觀點，我認為不如從二次預防著手才是上策。所謂二次預防便是，即使罹患癌症，必須能夠及時掌握，以便經由治療達到根治。因此最重要的就是，即使完全沒有症狀也必須定期檢查，以便早期發現。但是檢查的間隔如果長達二～三年，依舊失去意義。即使自認為身體狀況良好，奉勸各位最少一年必須接受一次健康檢查。將檢查日期定在結婚紀念日或生日，應該是可以養成習慣的好辦法吧。

對於健康過度自信是危險的信號

由胃癌的數據資料就可以證實二次預防的重要性。

本醫院所執行的胃癌手術中，早期癌和進行癌大約各占一半。而能夠在早期階段發現的患者絕大多數都是經由定期檢查或是個人健康管理機構發現的。相對的，進行癌的病例則多是因為症狀出現之後，透過醫師檢查才發現。

同時以存活五年為基準來看，早期癌約占九六％。相對的，進行癌則只有四〇％。以上的數據已經給我們清楚的答案，那便是如果萬一罹患胃癌，早期發現、早期治療才是最有效的療法。

儘管事實就在眼前，但是在日本各地方政府舉辦的胃癌團體檢查活動中，接受檢查的成人只有一〇％左右，十分不踴躍。如果再扣除因公司的主辦催促而受檢的人數，比率則更低。即使自認為健康良好，但是一年仍舊要接受一次檢查。每年經由集體檢查發現罹患胃癌的人口，大約在六千人以上。而其中半數以上都是沒有任何症狀，看似健康的人士。

除此之外，消化系統的癌症當中，自一九九二年開始針對大腸癌實施團體檢查。此外，子宮癌、肺癌、乳癌等也都納入團體檢查的項目之中。對健康有自信、無暇分身等，或許這些拒絕接受檢查的理由都很充足，但是不要忘記，自己的寶貴生命只有靠自己維繫。

三十年前仍然沒有所謂的早期發現的用詞。就在我大約經歷六年的醫師生涯之後，我在給我父親的一封家書中報告醫院的近況，在信中同時也心痛的陳述癌症的難治之處。信的內容是這樣的：

「……癌症終究是非常可怕的疾病。儘管我們全力以赴，但是能夠挽救的患者仍然非常有限。不過最近醫療科技已經逐漸可以在極早的階段就發現癌細胞。如果在癌腫瘤還小的階段及時手術，癌症仍然不是不治之症。所以雖然自認為健康，還是不能疏忽檢查的重要性……」

這終究是一封非常空泛的家書。因為信是寫了，但我仍然一心認為家父非常健康。而事實上當家父讀這封信時，身體已經受到癌細胞的侵襲。

反倒是看似纖弱的家母不免讓我感到擔憂，因此多次檢查母親的健康。而每次結果都是一切正常，自然也放下心中石頭。而當時剛從中學校長退休的父親，顯得十分的硬朗。不僅體型高大、氣色紅潤，而且食慾旺盛，偏好喝酒，每天都過得精神奕奕，因此完全沒考慮要為他檢查。

就在決定轉任到大阪時，因為顧慮到日後檢查的機會較少，因此才首度為父親檢查。進入X光室時心情仍然非常輕鬆。

「食道，沒問題。胃，……」

面對著呈現在眼前的影像，我不禁倒抽一口氣，同時身體也開始發抖，甚且連踏下攝影啟動鍵的氣力都沒有了。因為胃部的畫面上出現非常大的癌症陰影。

「啊，有胃潰瘍的現象哦！……」

為避免讓父親察覺異狀，我極力的壓抑自己的情緒，佯裝輕鬆的說著，不過想必聲音一

定在顫抖吧？走出X光室後，我勉強地打起精神，強作笑臉，

「沒甚麼大不了，不過似乎還是手術比較好。」

簡單地向父親說明之後，立刻安排住院並準備手術。

手術時特地委託恩師中山恆明醫師主刀，而我自己擔任助手。從X光片中也已經察覺父親的胃癌已經相當惡化，但是在手術室內實際剖腹之下，癌腫之大更是令人怵目驚心，一時甚且忘記自己醫師的身份，霎時淚眼模糊不知所措。

手術後十個月，癌細胞終究還是轉移到了脊椎，在承受劇烈的病痛之餘，父親還是在五十九歲那一年撒手人寰。

因為外表看似健康，便掉以輕心，這種缺乏根據的判斷，使我不斷自我譴責。也因此父親的死令我刻骨銘心，成為我終生最大的憾事。

攻其不備可說是癌症的獨門絕活，而且襲擊對象的選擇毫不留情，對於五十幾歲、六十幾歲，生命達到巔峰的人們也決不寬免。因此我謹在此呼籲各位讀者，千萬不要對自己的身體過度自信，務必要確實做到二次預防。

個人健康管理

除團體檢查之外，典型的二次預防法還包括個人健康管理。過去胃癌的罹患率非常高，個人健管對於癌症的檢查，通常都將重點鎖定在胃部。但是現在個別器官癌症檢查的方法十分進步，因此檢查範圍也相對擴大。

人體的各部位都有可能致癌。因此接受個人健診時，奉勸各位不僅是針對胃癌而已，其他器官也應該徹底接受檢查。

個人健康管理的機構非常多，可惜良莠不齊，仍然缺乏一套可以評估的基準。因此挑選時，最佳辦法就是評估檢查項目，並且徵詢過來人的經驗談，綜合性的下判斷。同時有關癌症檢查方面，最理想的是半年一次，否則最少也要一年一次接受檢查。

的確有人會表示和公辦健診、公司健診比較之下，個人健診所費不皆，難以負擔，不過通常我都會如此回答：

「汽車檢查一次花費十～二十萬日幣，毫不心疼，難道為自己的性命花錢就捨不得了嗎？」

不可買、不能賣、借不得、貸不出，普天之下最珍貴的就是我們的「生命」。

告知權

若要獲得良好的醫療品質，最重要的就是患者和醫師之間必須建立信賴關係。但是每位患者的個性、價值觀既不相同，而負責醫療的醫師終究也是人，他們的個性和價值觀又何嘗一樣？

也因此相互溝通，在彼此充分理解之下再進行醫療，也就是所謂的告知權問題，便引起很大的爭議。

二十多年以前，醫師的判斷具有絕對的權威，「全交給我吧！」，醫師一句話便主導全部的醫療過程。這主要是由於當時醫療法本身不夠健全，同時對於人權的意識仍然不夠清楚的因素所致。但是如今各種醫療相關法令已不斷在研究當中，同時個人的生死觀也經常是大家關心的重點。當然患者本身或是其家屬也有權利選擇是否接受治療或手術，而不再只是聽命於醫師。

但是目前大眾傳播所重視的告知權，通常只將重點放在是否應該將癌症的事實告訴患者本身。的確，將確實病情告訴病患本身也是告知權中非常重要的一環，但是就癌症治療而言，我認為應該以更遼闊的視野來考量所謂的告知問題。因為癌症這種疾病不僅是關係病患本身而已，包括其家人，乃至負責治療、看護的醫療人員都牽涉在內，唯有整體通力合作，才能獲得最高的療效。因此患者、家屬以及醫師之間必須相互信賴，一致專心對抗病魔，這才是告知權真正的目的所在。

所謂告知權的概念起源於美國。訴訟在美國原本就習以為常，而醫療糾紛所引發的訴訟當然也就不足為奇。因此，就醫師的立場而言，如果事先向患者或其家屬傳達相關的訊息，自然較容易規避醫療糾紛，基於這種觀點孕育了所謂告知權的概念。

在日本，醫療訴訟案件也有日漸增加的趨勢。但是就我身為臨床醫師的立場而言，我希望告知權的目的不在於醫師的自我保護，而是借由這個觀念的推廣，確實建立雙方的信賴關係，也唯有如此才能共同對抗病魔。有關患者的病情，我是絕對毫不保留地向家屬說明。說明的內容包括癌的部位、進行程度、治療方法等。如果需要手術時，則進一步向家屬解說手術的方式、危險程度、手術後的併發症、後遺症，同時再根據現有的統計數據分析可能的生存機率。

目前的醫療技術雖然對於病情的掌握已經相當精確，但是實際開刀後，出乎意料的情況仍然不無可能，對此也會事前一併讓家屬了解。手術中依據實際的病情，可能需要臨時改變手術方式等，根據現場的判斷臨機應變的情況也需要事先請家屬諒解。經由上述的說明，充分溝通之後再取得手術的認可。

手術結束後當天，對於病情有了進一步的了解，此時再將手術的感想和治癒的可能性等據實告訴家屬。日後只要有機會，對於手術後的經過當然也會繼續追加說明。此外，手術的病理檢查報告出來後，對於病情的說明會更清楚，必要時也會作某種程度的癒後評估。

如此一來，即使患者本身對病情毫不知情，但是經由家屬和醫師的相互理解，仍然可以共同和癌症奮戰到底。

應該如何告知

在癌症治療的領域，告知權的適用對象究竟是患者本身或是其他的相關人，這成為一項重要的議題。討論是否應該將罹癌的事實告知本人時，最大的考量應該是，對於本人會有何正面效益，而決不是取決於週遭的好惡。

就理論而言，告知權的含意應該包括傳達訊息(informed)，並取得本人的同意(consent)兩個層面。但是癌症依據蔓延的程度，有時候宣告病情也就相當於向病人宣告死期。即使醫師可以作這種死亡宣判，但是是否應該對本人發布，這仍然有許多值得探討的空間。

我個人主張「不主動告知」，這和我經常與所謂的難治之症——膽道、胰臟、食道等相關癌症奮鬥也有關係。雖說如果及早發現仍然有存活的可能，但是能早期發現的病例終究有限，因此我們面對的對象幾乎都是進行癌的患者。

得知已經罹患癌症，有些病患或許可以繼續奮戰到底，有些卻未必盡然。每個患者的個性和他所處的環境十分不同，因此不能一概而論，容不得周遭的人擅自決定。

由許多經驗證實，將實情告訴患者本身只會招致不良的結果，以下便是例子之一。一家公司的董事長經檢查得知罹患膽道癌，而且已經開始惡化，即使手術生存的機會也不到五成。經向家屬說明後，次日，公司的副總經理也一同到醫院來。

「患者本身是個意志相當堅定的人，而且十分冷靜，因此希望務必將確實病情告訴本人。此外，公司的後續運作也需要有所安排……。」

既然擔任董事長的職務，需要他本人決斷的業務想必非常多。同時他的夫人也認為有告知的必要，因此就決定付諸實行。

告知的目的並非要打擊病人，因此傳達的方式自然也必須和家屬有所不同。以這個病例而言，生存的機率其實低於五成，但是向患者直接說明時，我特別留意用詞，只是以「情況不樂觀」帶過。

說明時儘管我眼睛盯著病歷卡，但是依舊可以感受到他的聲音在顫抖。即使談到不是完全沒有治療的可能時，患者也完全是心不在焉。眼看著他臉色逐漸蒼白，甚且連答話的氣力都失去了，想必共同奮鬥之類的話也完全沒有聽進耳裡吧！

告知這件事，就醫師的立場而言也是件非常痛苦的差事。即使能夠面對面說明，但是最後仍然不得不逃開患者的眼睛。說明之後我便離開病房，最後就完全交給他的太太和公司職員。

結果呢，這位病患當天就辦理出院。如果出院的目的是尋求其他令自己信服的醫院治療則無可厚非，可是這位患者選擇的卻是逃避。他拒絕所有的現代醫療，而只是從世界各地搜集所有可能治療癌症的商品，幾乎是陷入半瘋狂狀態，當然也無心插手公司業務。據說這位患者就在得知自己罹患癌症後二個月離開人世。

以上的例子並非要責備拒絕現代醫學的是是非非，而是希望各位了解，一般人絕對無法想像死加諸於本人的負擔是如何的沈重，要冷靜地面對死亡談何容易，因此即使周遭的人認為沒問題，我覺得仍然有待商榷。而且告知的動機絕對必須是基於患者本身的考量。

基於多年的經驗，只有在下述的條件之下，我才考慮將癌症病情告訴病人。

首先是對於治癒率很高，卻拒絕手術的早期癌症患者，就會考慮挑明著說。某些病人如果只告訴他是潰瘍或良性腫瘤時，不免抱著得過且過的心態，希望避免手術。剛開始最好能盡力附加說明，以說服患者接受手術，但是如果無效時，就只有據實以告了。雖說是癌症，但是在早期階段沒有大礙，如果不手術的話，就有惡化的可能，相對的，手術後便不必擔心復發，經過如此的說明，目前為止還沒有病人還一味堅持拒絕。

其次是服用抗癌劑。目前使用強力化學療法的機會增加，而有些也具有療效。但是化學療法越有效相對的副作用也愈多。因此務必要告訴病人所有的後果之後才可使用。此外，放射線治療也是基於後遺症的關係，多數會將實際病情告訴患者。

第三個情況是，病患基於個人的生死觀希望能獲知實情。而這類患者的主要動機都是還有未完成的志業，因此希望知道真正的病因，或是不希望帶給家人過度的精神負擔，同時近來希望安樂死的患者也日益增多。這類情況下除了告訴病人病情之外，同時也充分地讓他們了解可能的治療程度。

若只是早期癌的話並不成問題，而唯有檢查出進行癌而且是治癒機會渺茫的狀況下，告知權才會發生影響。到底要藉由手術治療孤注一擲，或是嘗試其他的治療以求延長性命，可能涉及的內容也非常複雜。

此外，患者的生命品質也是重要的考量因素之一。為了盡可能延長正常生活的期間，因而規避手術，這也未必是維持生命品質的方法。而向最後獲得生存的可能性挑戰，對患者而言應該也可說是基於維繫生命品質的一種抉擇。

總之，最終決定在於本人，而且絲毫沒有後悔的餘地，因此可說是非常困難的抉擇。醫師當然只有盡可能地提供相關的參考資料，以及諮詢服務。面對患者如此的生死抉擇，身為醫師當然是竭盡所能的提供協助，因此我們之間雖說是醫師和患者的關係，但也可說是人和人之間的人性關懷。

由上述種種例子可以得知，癌症的告知只能採個案處理方法，絕對沒有放諸四海皆準的原則。同時要建立個人和醫師間的關係，也未必非告訴患者本人實情不可。最理想的狀態是，即使沒有告訴病人，但是彼此也能夠相互信賴，懷抱信心共同抵抗病魔。

在治癌的特效藥問世之前，或至少在醫療設施更完善之前，我深切地認為應該審慎考慮是否將癌症病情告訴當事者。

癌症末期患者需要的是精神慰藉，平靜地面對死亡，因此可透過專屬機構的設置充分給予照顧。醫院的目的是努力求生存的戰場，而相對的，這類專屬的安養機構的目的則是尋求死亡的尊嚴。由醫師負責緩和患者身體的病痛，而精神醫師則負責精神治療（癌症末期的患者很多都罹患憂鬱症），再配合護士、宗教人士、社工人員組成看護小組，負責關照患者以及其家屬。目前日本許多這類機構是在義工的支持之下營運。

最近有所謂的居家癌症治療的方法，也就是讓患者在自己家中走完人生的最後旅程，透過種種努力，讓患者能夠在家中平靜地迎接死亡的到來。如果這類機構設置完備，則主動將病情告訴當事人的問題也就相對減輕。

但是就日本而言，這類的安養機構仍然不夠完善。日本每年死於癌症的患者估計達二十三萬人，而安養機構雖然有擴充的趨勢，但至今一次可以收容的人數頂多只有數百人。因此絕大多數的癌症末期患者和其他的病患一樣，在一般醫院和病魔抗拒中，面對死亡。

癌症治療體制雖說已經進步，但是至今仍然面臨許多問題。我只有由衷並熱切地希望，有關社會設施能夠及早充實完備，使患者能夠獲得更多的關懷和尊嚴。

有朝一日夢想終將實現

醫療技術可謂日新月異。日本首度實施消化系統的外科治療至今約有百年歷史，在此之前罹患癌症就如同受到死亡宣判，只有等候死神的召喚。這百年間從開始可以實施手術，歷經由手術減少死亡的過程，最後終於到達可以達到根治的階段。而本書中也曾介紹過，這段過程可謂血淚交織，全賴各相關領域人士的全力努力才有今日的成果。

今天醫療進步的腳步仍然絲毫沒有停緩，而身為外科醫師的我們，如何將最新的醫療方法和外科技術結合，以撲滅癌症，正是今後的主要課題。

從立志成為專治消化系統癌症的外科醫師以來，已歷經三十多年，我一貫秉持的信念是，可以用手術刀治療的病例就借助於手術刀。

「不要輕信羽生的話。」

一位醫師曾經如此說過，但是這主要是針對我有時會改變醫療方針的一種批判。對此，我的回答是這樣的：

「你難道不承認醫學技術一直在進步嗎？因為有進步，所以治療方針才需要經常改變。」

而這種理念至今不變，因為到目前為止還沒有所謂可以徹底根治的方法，因此只有隨時靈活因應，以追求最佳的效果。而且癌症是最難纏的疾病，唯有病人和醫師同心協力、全力以赴才有勝算。

當然事與願違，最後還是被病魔擊潰的經驗也不少。但是這已經不是個人好惡的問題，之所以必須不屈不撓的迎向難治之症的癌，那是因為患者需要我，是一種使命感的驅使。

偶爾面對絕望的患者時，我總會如此安慰他們：

「人類的歷史中，許多夢想最後都得以成真，不要放棄任何希望，好好的為『現在』而活。」

事實上這也是我經常自我鼓勵的話。確信不久的將來癌症必定會被撲滅，而現在只有在外科醫師的崗位上，永遠懷抱希望，竭盡本分。

生死學叢書書目

揮別癌症的夢魘

羽生富士夫／著
何月華／譯

癌症是現代人健康的頭號殺手，您對癌症認識多少？癌症等於絕症嗎？不幸罹患癌症的話，要如何面對死神的挑戰？具有「上帝之手」美譽的日本名醫，以他個人的切身經驗，懇切地告訴大家，以知識對抗癌症的重要，以及許多與癌症有關的預防、醫療等方面正確的觀念，是重視保健與生命品質的現代人必看的著作。

無生死之道

盛永宗興／著
郭敏俊／譯

面對人生的生老病死，您作何感想？對於世間一切的生生死死、死死生生，感到迷惑不解嗎？請聽日本著名禪師盛永宗興娓娓道來，以生活化、深入淺出的例子，帶領我們參透生與死的迷霧，體會「一期一會」、「遊戲三昧」的生命哲學，活在每一刻當下，生死將不再是人生痛苦的代名詞。

凝視死亡之心

岸本英夫／著
閻正宗／譯

本書是日本已故宗教學者岸本英夫與癌症搏鬥十年的心路歷程。當獲知罹癌，並被宣判只剩半年壽命後，他除了接受必要的手術治療外，也開始思索生命的本質，並陸續寫下手術前後，他在死亡威脅下的心理調適和哲理思考，他也因此將肉體生命從半年延長為十年。這其中艱苦的奮鬥歷程，句句珠璣，斑斑血淚，值得品味。

美國人與自殺

赫華德／著
孟汶靜／譯

本書從心理、文化的角度探討美國人的自殺行為，並以十分具有啟發性的方式，陳述出過去三百年來西方社會對自殺行為的探索過程。作者成功地綜合了西方各學派分歧的自殺行為理論，而發展出一套嶄新且具有說服力的論點，在心理與歷史學界贏得極高的評價，對研究早期華人移民的自殺行為亦有助益。

宗教的死亡藝術

肯內斯・克拉瑪／著
方蕙玲／譯

本書以比較性、宗教性的方法，探討世界主要民族與宗教關於死亡、死亡的過程以及來生等等課題所採取的態度與做法。讀者將可發現，書中所列舉的每一項宗教傳統，都在指導它的實行者，不僅在死亡前，同時就在死亡的片刻裡，就能技巧地掌握死亡。死亡可說是一門牽涉到肉體死亡與再生經驗的宗教性藝術。